JN126238

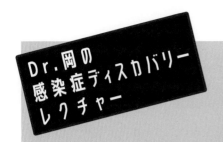

Dr.岡の
感染症ディスカバリー
レクチャー

■著 岡 秀昭

埼玉医科大学総合医療センター
総合診療内科・感染症科教授

# 新型コロナウイルス
# COVID-19 特講
# 2022

中外医学社

### お願い

本書には CareNeTV（株式会社ケアネット）にて配信された以下の番組の内容が含まれております．記載内容は各時点の情報に基づいたものであることにご留意くださいませ．

「Dr. 岡のプラチナレクチャー　COVID-19特講　2022新春特別編（全1回）」
（2021年12月28日時点の情報に基づき2022年1月5日に配信）

CareNeTV　医師・医療者のための臨床医学チャンネル．
臨床の第一線で活躍する一流講師陣による，楽しく役立つプログラムが満載！
2,000番組以上のラインナップから選んで学べるオンデマンドサービスです．
https://carenetv.carenet.com/

# 序

　新型コロナウイルスの発生から 2 年以上経過し，いまだにさらなる変異株の流行によりパンデミックの終わりが見えない状況である．

　しかし，世界中で人類の英知を集めこの難局にたちむかっている．色々と批判があるが，検査方法や体制も整い，ウイルスの特徴や分析も著しいスピードで進んでいる．何よりわずか 2 年の間に基礎，臨床研究が進み，重症例においてのステロイド薬や一部の生物製剤の有効性が確立している．さらに mRNA ワクチンを代表とする大変に有効性の高いワクチンが開発され広く接種が進められている．さらにはモノクローナル抗体治療や新規の抗ウイルス薬も遂に登場して，軽症者への早期治療も可能となってきた．

　本書は新型コロナウイルスの出現まもなく，最新情報をまとめ，ケアネット社により提供された私のオンライン講義を収録し，加筆修正してまとめたものである．間に 1 回アップデートを行い，今回は 2 回目のアップデート講義をまとめて提供することとなった．濃厚接触者の隔離期間など 1 週間のうちに情報が変わってしまう，今医学の中でも最も日進月歩の分野であり，筆者自身もついて行くことが苦しい．ゆえに臨床現場で患者を見て治療する立場として，主に診断と治療について精力的に解説したつもりである．

　序文を執筆中に，ロシアがウクライナに侵攻した．私たちは目の前の患者を治療することに努力をするが，簡単に人の命が奪われる戦争が政治判断で行われてしまう．コロナで経済が止まると自殺者が増えるという一方で，政治や経済が絡んで戦争が行われる矛盾に憤りを感じざるをえない．

　オミクロンの 6 波もおそらく終盤を迎えているのかもしれないが，本書が医療現場の治療指針として少しでもお役に立てば幸いである．

2022 年 3 月

世界平和とコロナの終息を祈願して

岡　秀昭

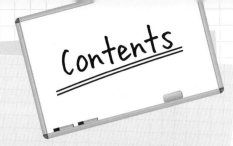

Contents

## 対 デルタ・オミクロン

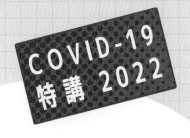

COVID-19
特講 2022

# 対 デルタ・
# オミクロン

岡　秀昭
スライド作成 山下貴史
やました動物病院院長

## はじめに

埼玉医科大学総合医療センター感染症内科　岡秀昭です．今回は，最近の診断や治療のアップデートを中心に解説しながら，現在本邦を騒がせているオミクロン株の情報についてご説明したいと思います．よろしくお願いいたします．

## COVID-19 おさらい①ウイルス学

この新型コロナウイルス（COVID-19）に関しては，毎日ニュースで目にしない日はなくなってからそろそろ 2 年になり，情報をみるのも嫌になっている人もいるのではないかと思います．したがって，基本的な話は前著を参考にしていただいて，割愛していきます．SARS-CoV2 というウイルスによる感染症が COVID-19 です（図 1）．

## COVID-19 おさらい②疫学

この感染症の特徴であり，最初の頃この特性がわからなかったために我々の頭を悩ませ苦戦した大きな理由の 1 つは，他の気道感染症は一般的に症状が顕在化してピークの時に感染力が高いのに対し，感染力が症状出現前からあり，特に発症直前が最も高いことです．無症状であり，患者が感染者である自覚がないまま歩き回り感染を広げてしまうことが感染制御を難しくしています（図 2）[1-3]．症状が強くなり，重症化した時よりも，それ以前の方がむしろ感染力が強いのが特徴です．このせいで無症状でも全員に PCR 検査をやろう，というような話が出てくるのです．

感染様式に関しても，空気感染・飛沫感染といった言葉の定義そのものから議論になっています．現在，オミクロン株に変異し感染力が非常に強まっているものの，飛沫感染が中心であることは事実です．ただしその枠を超え，感染力としては水痘に並ぶという推測もあり，かなり空気感染に近いところまで来ているのが実情ではないかと思います．空気感染か飛沫感染か定義も含め論争されていますが，飛沫感染が中心であ

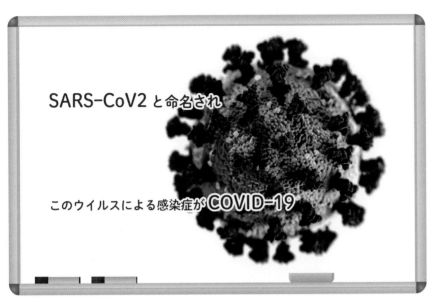

SARS-CoV2 と命名され

このウイルスによる感染症がCOVID-19

**図1** ウイルス学

感染可能な期間
　… 正確にはわかっていない
　・症状出現前からあって
　　　発症直前や初期に最も高くて
　　　　次第に感染力は低下していく

　・免疫不全者や重症者を除けば,
　　　発症 7〜10日以降の感染は考えにくい
　・上気道からのウイルス検出
　　　進行期より感染初期にされる
　　　⇒初期の方が飛沫による感染力が高い

**図2** 疫学[1-3]

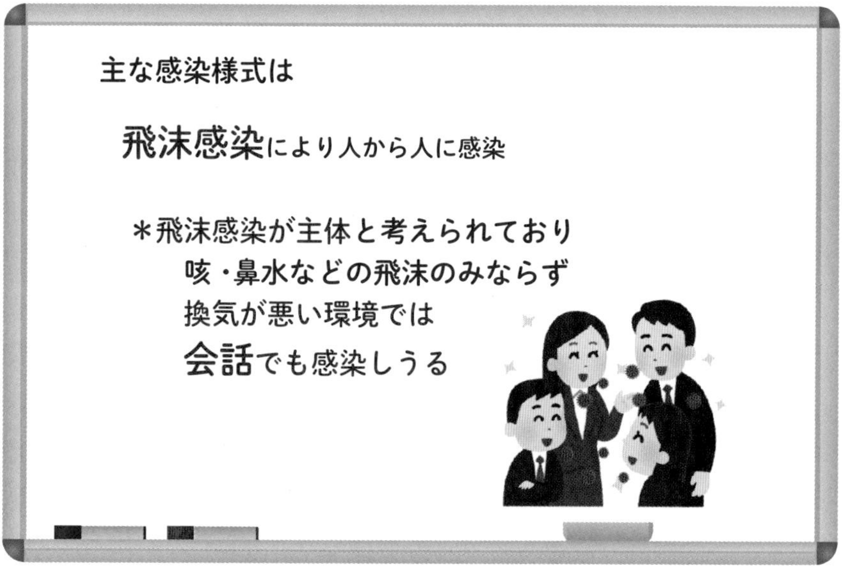

**図3** 疫学

り，いわゆる3密環境で換気が悪いと空気感染に準じた予防策が重要だと私は認識しています．図3のような普通の会話で生じる微細な飛沫でも感染が起こりうるのです．このため，会食が我々の生活の中で大きく制限されているのです．

　こういった疫学・感染管理については私よりも疫学研究者，公衆衛生の専門家，感染制御を専門とする医師や看護師が専門とするところであり，私は感染症の臨床医として治療や診断を専門としています．したがって，今回は治療について，これからオミクロン株を中心とした第6波を迎えるであろうわが国での対応をどうすればいいのか，2022年，1月のうちに第6波が起きてきた際の治療について，本書のメイン読者である臨床医の皆様，医療従事者に向けてお話しします．

## ○ 治療をはじめるにあたって

　　　第6波はオミクロン株をメインに軽症者が中心の大きな波となる可能性が極めて高いです．一方で，そうした軽症者に適応のある薬が出てきました．なおさら，これまで以上に軽症者の対応はわれわれ専門家以外の多くの先生方に担っていただく必要があるのです．ここから，メインの話として，特に非専門医の先生方へのアドバイスや，今ある治療薬についての解説をしていきたいと思います．

　　まずこの感染症と対峙するにあたり，特にこれまでまだ診療に加わっていなかった方にとって怖いことは自分が感染することではないかと思います．また，他の患者に自分を介して広めてしまうと自分のクリニックに影響が生じてしまうことを心配しているのではないでしょうか．我々は，これまで2年近く患者を診てきました．それでも，私自身もおそらく感染していませんし，コロナ陽性者や重症者を最前線で診てきた当院のスタッフ，患者を受け入れてきた病棟の医療従事者にも，明らかに患者からウイルスを伝播して感染したという事例は今までありません．当院では院内感染によるクラスターも，今のところ幸い発生していません．この2年で様々な医療従事者感染のエビデンスが出ています．当初の中国ではプライマリケア医の感染が多く，感染症専門医の感染や死亡は少なかったと報告されています．つまり，何が原因かわからないまま接触する異職種の方が感染しやすいということです．したがって，すべての患者が感染しているかもしれないという仮定の下，しっかりと感染予防対策をとって診療すれば，たやすく感染することはありません．地域の住民よりも適切な感染予防を講じ診療していた医療従事者の方が抗体保有率が低いというデータもあるほどです（図4）[4-7]．さらに，我々医療従事者は2回目のワクチン接種は終了しており，3回目のワクチン接種が先行して進んでいる段階です．2回の接種が終わっていれば重症化する可能性は低く，ブースター接種を終えていればしばらく感染するリスクも下がっています．ゆえにしかるべき感染予防対策を遵守したうえで，目の前の感染者の治療に臨むのがワクチンを優先してもらっている我々の役割ではないでしょうか．これまで私がこの講義シリーズを通して，一貫して言ってきた「ガードを固めて臨みましょう」ということ

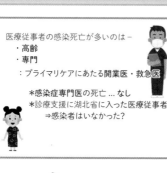

図4 エビデンス[4-7)]

が依然として大切です.

　誰もが行い続けるべき基本的なガードである標準予防策を常に守っていくことが大切です．何も対策をせずに診た患者が，あとから感染者だとわかるということが一番まずいです．感染者だとわかった時に，「あらかじめ対策をしていたので診療した我々は濃厚接触者には当たりません」と言えるようにしましょう．大事なのは定義上で濃厚接触者に該当しないということではなく，自らを守り自分自身が感染しないこと，ひいてはそこから感染者を広げずに周囲も守ることにつながるということです（図5)[8)].

## ○　スクリーニング検査について

　ただ，やはりウイルスは目に見えないものなので，入院前や手術前には無症状であっても全員検査をしている医療機関もあるでしょう．当院では，このパンデミックの途中まではやっていませんでしたが，第5波の感染者が急増し非常に多くなった段階で一時的に開始し，現状（2021

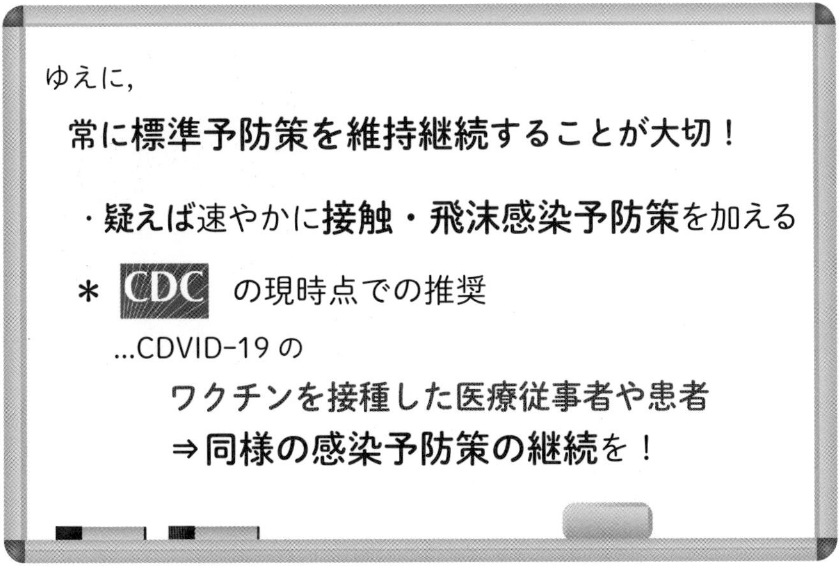

ゆえに,

## 常に標準予防策を維持継続することが大切！

・疑えば速やかに**接触・飛沫感染予防策**を加える

\* CDC の現時点での推奨

...CDVID-19 の

**ワクチンを接種した医療従事者や患者**

⇒**同様の感染予防策の継続を！**

**図5** 病院や医療施設での感染予防策[8]

年 12 月 28 日時点），陽性者数が減っているので中止しています．我々は地域の流行状況と院内のリソースなどを考えて柔軟に検査の運用をしています．一方で，流行状況に関わらずずっと検査体制を続けている施設があることも知っています．やりすぎじゃないかという意見もあるでしょう．私もそう思っていました．ただし，当初は支持していなかった海外のガイドラインでも，検査リソースのキャパシティ的に可能で，地域の流行状況が酷ければ，実施を支持するようになってきました（図6)[9]．また，検査をやること・やらないことと同じくらい重要なことは，検査結果をしっかり正しく解釈できるかどうかです．検査キャパシティを考えて，あまり地域で流行が拡大していないのであれば，検査のコスパが悪くなるので，スクリーニング検査を中止することも医療スタッフの負担を減らす意味で重要ではないかと思います．そもそも絶対にやらなくてはいけないのは検査ではなく，標準予防策の遵守と，ユニバーサルなマスク着用の 2 つです．この基本の 2 つを徹底しない状況では，どんなにスクリーニング検査を行っても感染を防ぐことはできません．

　実際に，検査結果を十分理解しないと後に院内クラスターの原因とな

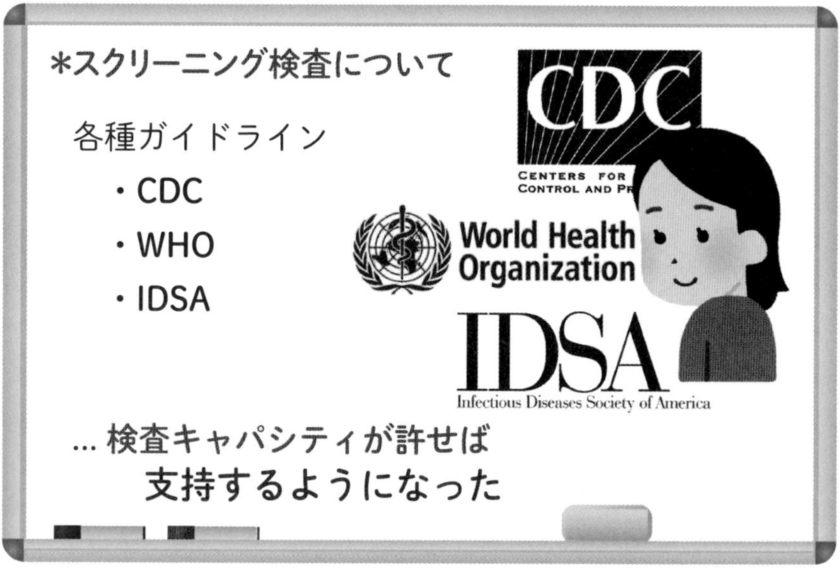

**図6** 検査スクリーニング[9)]

りうることがわかっています．検査をただやるのではなく，検査をやる
以前に，患者への聞き取り調査が肝腎です．患者の地域・家族の感染状
況やワクチン接種歴，臨床症状，そして本当のことを言ってくれるとは
限りませんが会食などのハイリスク行動歴といった情報を基に，検査結
果が出た際に，事前確率でかなり疑いが低い場合，特に抗原定性検査や
抗原定量検査の定量値がかなり低いような場合は偽陽性を疑いますし，
ハイリスクな人が陰性であってもしばらく隔離観察が必要となるかもし
れません．また逆に，入院中の臨床症状がまさにコロナそのものである
のに，検査結果が陰性だというだけで無視されてしまうことがあるとま
ずいため，検査結果だけで判断しないことが検査実施の有無にかかわら
ず重要です．こうした事前情報からの判断を抜きに検査だけで判断を行
えば，すり抜けが生じ院内クラスターの原因となってしまうのではない
でしょうか（**図7**）[10)]．

　スクリーニング検査だけに依存するのではなく．病歴や症状によるス
クリーニングを継続し，常に感染に対するガードを下ろさないようにし，
一貫して診療を続けていくことがコロナ診療をする上で一番重要なこと

JCOPY 498-02140

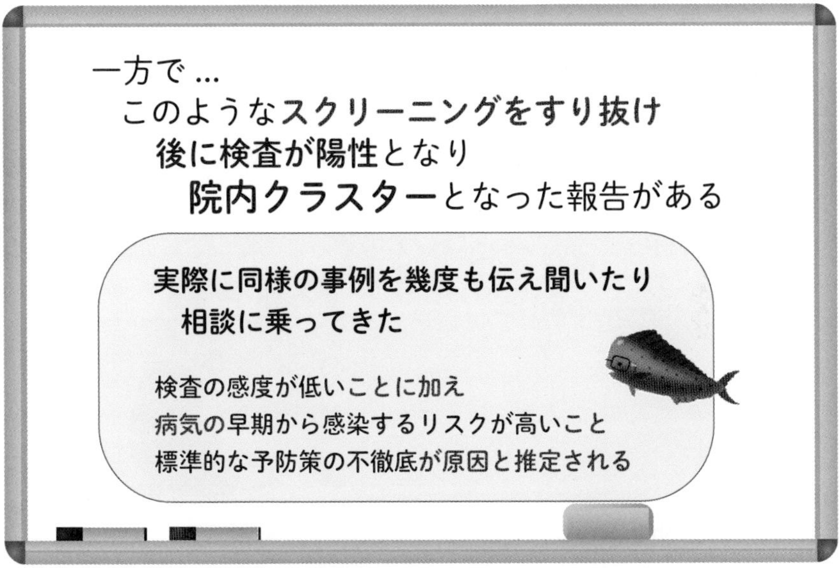

一方で...
　このようなスクリーニングをすり抜け
　　後に検査が陽性となり
　　　院内クラスターとなった報告がある

実際に同様の事例を幾度も伝え聞いたり
　相談に乗ってきた

検査の感度が低いことに加え
病気の早期から感染するリスクが高いこと
標準的な予防策の不徹底が原因と推定される

**図7 検査スクリーニング**[10]

だと思います（図8）.

## 診察: with コロナ時代のプライマリケア

　　それでは診療に移ります. さて現在, いわゆるウィズコロナというこ
とで, コロナを受け入れて世の中を回していくということになっていま
す. そんな中でのプライマリケア診療, 外来診療, 特にかぜ診療はどう
なっていくのかというと, 今までの診療の際にも必要であった標準予防
策がきちんとできていたのであれば, 患者と医療者の双方がマスクをす
るということが加わるだけで, 後は変わりません. しかし, これまで標
準予防策がきちんとできていなかったケースが非常に多いです. 例えば,
患者を触る前後の手指衛生は, 今はかなり普及してだいぶ当たり前に行
うようになりましたが, コロナ前にはあまりできていなかったのではな
いでしょうか. 前提としてこれができていれば, 対面する患者さんも含
めたユニバーサルマスク着用が加わっただけです. もう1つ診療の面で
は, 鑑別にCOVID-19が増え, 診断, そして治療ができるウイルス感

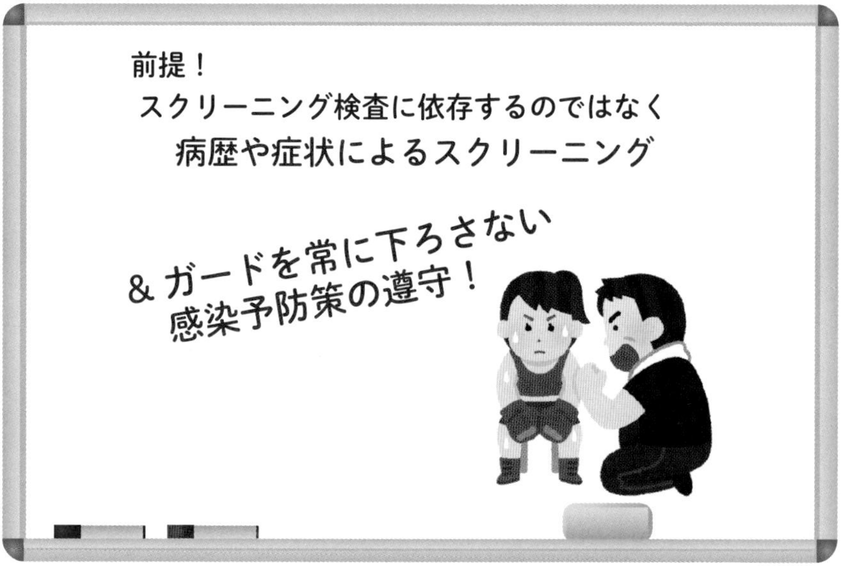

**図8** 検査スクリーニング

染症が 1 つ増えたということになります（図 9）．それ以外は，今まで
の感染症や肺炎診療の原則と変わりません．この 2 つの診療が身につい
ていて，本書で解説することを考えながら診療するのであればコロナ診
療は絶対にできると思います．逆にこれが実施できないと言うのであれ
ば，そもそも感染症診療や肺炎診療ができていなかったのではないかと
思います．標準予防策の遵守はそもそもできていたはずですから，ユニ
バーサルマスク着用と鑑別に挙がる疾患が 1 つ増えたというそれだけで
す．制限のある外来での診療について，「簡単に言うな，お前はできる
のか」と思うかもしれませんが，実際に私はクリニックでの診療も行い
ますし，在宅医療の診療もやってきています．もちろん，リソースに制
限がある中で，病院でできるような，あるいは 100 点の感染症診療が
できていたとは言えないかもしれませんし，COVID-19 は情報がどん
どん更新され，当初やっていた診療は今ではやらない方がいいものにな
っているなど情報の更新が早いことも診療に二の足を踏んでしまう理由
かもしれません．ただ，この原則だけは守りながら，私はこれまで様々
なセッティングで軽症から最重症まで COVID-19 の診療を試行錯誤し

JCOPY 498-02140

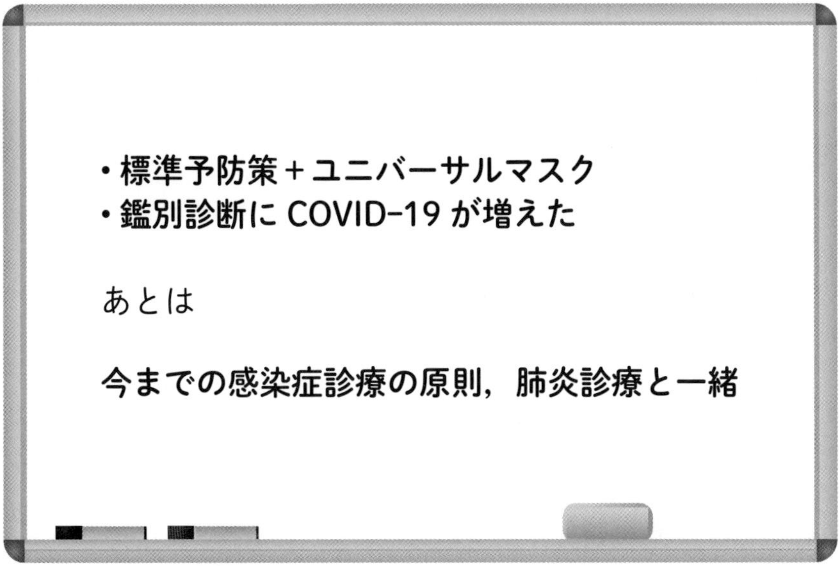

**図9** ウィズコロナ時代のプライマリケア

てやってきました.

## ○ 症例紹介①

　それでは，当院で実際に経験したコロナ疑似症例をいくつか紹介して検査の解釈や診断における重要なポイントを振り返り，その後で治療の話をしたいと思います. まずは診断です.

　最初の症例は，50代の女性，味覚・嗅覚障害で紹介されてきました. コロナ感染症は感冒様の気道感染症状に加えて味覚・嗅覚障害が比較的特徴的だと報告されてきました. したがって，この患者もコロナの疑いで紹介されてきました. しかし，この方は，病歴を聞いている段階でコロナではないと思いました. なぜだと思いますか？　**図10**がこの方の病歴ですが，発熱が軽快も重症化もせずに，3週間続くというのはおかしいですね. あとで述べますが，コロナ感染症の経過は見慣れてくるとけっこうパターン化されていることがわかります. もちろん当てはまらないこともありますが，基本的な臨床経過のパターンを頭に入れること

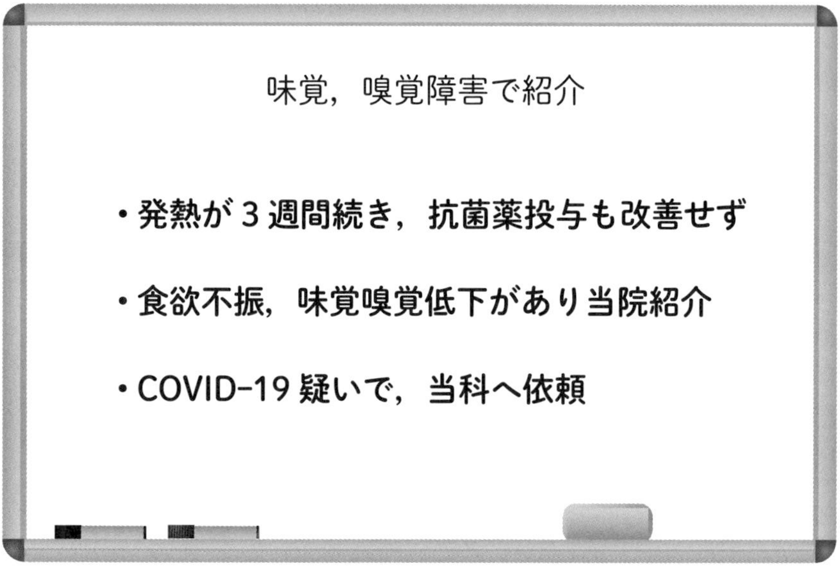

味覚，嗅覚障害で紹介

- 発熱が 3 週間続き，抗菌薬投与も改善せず

- 食欲不振，味覚嗅覚低下があり当院紹介

- COVID-19 疑いで，当科へ依頼

**図10 症例1： 50歳代女性**

はコロナ診療においてとても重要です．そのパターンを知っていれば，3 週間熱が続いている段階で歩いて来院し，症状が改善しない，あまり変わらないという時点でコロナっぽくないと感じます．後遺症の問題は別途考えるとして，だいたいが 1〜2 週間で良くなっていくか，高流量な酸素吸入が必要となったり，人工呼吸器が必要な重症化に陥るか分かれてきます．なので発熱が 3 週間続いて，かつ歩いて受診するということにまず違和感があります．キーワードの「味覚・嗅覚障害」に囚われすぎてしまっているのでしょうか．味覚・嗅覚障害も他のウイルス感染症をはじめとして他の原因でも起こします．ゆえに，よく話を聞いてみると，においがしないというよりは，あまり食欲がなく味気なく感じるということで，本質は食欲不振でした．3 週間熱が続く中で様々な抗菌薬が投与されていますが，これについては不明熱診療に際し，熱に対する安易な抗菌薬処方は避けるべきことなのですが，コロナ前も処方されていることがほとんどでしたね．不明熱の患者さんの紹介を受けて診療をしているとコロナ前もコロナ発生後もあまり紹介前にされていることに変わりがありません．それどころか，よりひどくなっている紹介も見

JCOPY 498-02140

味覚，嗅覚障害で紹介

## 「ずっと前から腹痛と下痢があります」
## 以前に潰瘍性大腸炎の既往あり

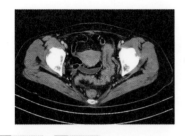

### 診断：潰瘍性大腸炎

**図11** 症例1：50歳代女性

かけました．コロナの疑いがあるとイベルメクチンやステロイドを抗菌薬にわざわざ加えて投与されているケースもありましたが，これらはいずれもあまり妥当な処方だとは思いません．さて COVID-19 疑いで私のところに紹介され，受診となったこの患者は，問診をしている間に COVID-19 ではない，違うと判断しました．もちろん，相互にマスクおよび私は PPE（personal protective equipment）着用のもと診療しています．

　COVID-19 ではないと判断しましたが，その後も問診を続け，様々な身体所見をとっていきますと，ずっと前から腹痛と下痢があり，既往歴に潰瘍性大腸炎があると判明しました．腹部触診で右の下腹部に圧痛を認め，肺ではなく！　腹部の CT 検査を行ったところで潰瘍性大腸炎と思わしき腸管の浮腫像を認めました．結果としてこの症例は，潰瘍性大腸炎の疑いが強いと，診断の方向性がつけば，仮に熱があっても消化器内科で納得して受け入れてもらうことができました．その後は専門医にみていただき，やはり大腸内視鏡検査を経て潰瘍性大腸炎の確定診断として治療されています（図11）．なお，患者は「PCR 検査は陰性

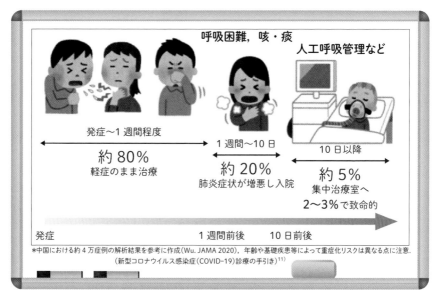

呼吸困難，咳・痰

人工呼吸管理など

発症～1週間程度

約80%
軽症のまま治療

1週間～10日

約20%
肺炎症状が増悪し入院

10日以降

約5%
集中治療室へ
2～3%で致命的

発症　　　　　1週間前後　　10日前後

＊中国における約4万症例の解析結果を参考に作成(Wu. JAMA 2020)，年齢や基礎疾患等によって重症化リスクは異なる点に注意.
（新型コロナウイルス感染症(COVID-19)診療の手引き)[11]

**図12 COVID-19の典型的な経過**

だったが，それでも熱があるのでコロナを疑われ，今回初めてこんなに長くお話を聞いてもらいました．お腹を触ってもらったのもここに来てからが初めてです.」と言っていました．

## ○ 重要! COVID-19 の典型的な経過

コロナの臨床で最も重要なものの1つが（図12)[11] の経過表の理解です．これから診療に当たられる医療従事者の方は，とにかくこの厚労省の手引き[11] にまとめた非常にわかりやすい経過図を覚えてください．最初は鼻汁，少し咽頭痛，咳があり，「コロナはただのかぜだ」と誤った考えのもと騒ぐ方もいますが，たしかに感冒症状と同じように気道症状が起こります．若い方，特定の基礎疾患がない方，免疫不全のない方，健康な方は基本的に自然治癒していきます．そういった場合も脱毛や倦怠感，息切れなど様々な症状が続いていく long-COVID といわれる問題は生じることがありますが，約8割の方は発症からおよそ1週間で軽快しながら急性期を脱していきます．残念なことに2割ほどの人は，

JCOPY 498-02140

熱が下がらないまま，肺炎が明らかになります．発熱が続く場合は，初期にレントゲンでは肺炎像が見えなくても，のちに顕在化してきたり，あるいはより感度が高い胸部 CT を撮影すれば肺炎像をほぼ認めるようになります．ただ，この段階で必ずしも胸部 CT が必須だとは思いませんが，撮影すればほぼ肺炎像があるはずです（注：オミクロン株では肺炎像のないことも多く見かけます）．そしてやがて，1 週間から 10 日ほどで肺炎症状がさらに顕在化してきて，それでも必ずしも息苦しさを訴えるとは限らないのですが，酸素飽和度が急激に下がってきます．Happy Hypoxia といわれるように，呼吸困難を訴えないまま，呼吸数がやや増加し，酸素飽和度が顕著に低下します．この間，咳嗽や発熱は続き，画像上は両側のびまん性に肺炎像を認めることが多いです．そのまま経過を数日見ていくと，一部の方は突然ガクンと崖を転がり落ちるように急激に悪化していきます．それでも依然として自覚症状としてはあまり苦しくないのですが，人工呼吸器や ECMO が必要な状態に陥ってしまい．最終的には感染者のうち 2～3％は致命的となってしまいます．死亡率がたった 2～3％のただのかぜで騒いで大げさだ，という一般の方もいますが，死亡率 2～3％というのはインフルエンザなどに比べればはるかに高い割合です．

## ○ COVID-19 の症状

　臨床症状（**図 13**）としては従来株の報告[11] をもとに解説します．発熱する方が多いのですが，経過中の 1 点だけをみると発熱していないことも多いです．1 週間くらい肺炎が続く中のどこかでは熱が出ているのですが，受診時に熱があるとは限りません．したがって，外来で 1 度みたときに熱がなかったからと言って否定することはできません．最も多い気道症状は痰を伴わない咳です．倦怠感がありますが，比較的鼻水は少ないです．特に第 5 波，デルタ株流行時には消化器症状を認めることが多い印象でしたが，ウイルス変異前の当初からあり，下痢を感染性腸炎と思いクラスターが発生したケースもありました．熱や上気道症状を伴うことがほとんどですが，消化器症状だからと言って疑いを外すことは危険です．そもそも，下痢症状が他の感染症であっても，うつる病気

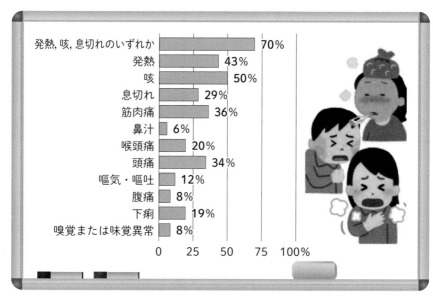

**図13 COVID-19の症状の頻度**[11]

であることに変わりはありませんので標準予防策を遵守することが重要です．そして，今現在，流行しているオミクロン株についても次第に症状が明らかになってきました．日本の流行の先端をいった沖縄からは，咽頭痛や鼻水の割合が，以前より増え，呼吸困難が少なくなったと報告がありました[11]．私も診療をしている印象ではほぼインフルエンザと症状での区別が困難です．比較的に特徴的とされた味覚や嗅覚の異常は珍しくなっています．症状でのインフルエンザとの区別は困難ですので，やはり流行状況による事前確率の見積もりが大切です．検査をしなければ診断は困難ですが，大流行で検査キャパが足りなければ，軽症かつ重症化リスクの低い患者では臨床症状で診断して自宅静養をしてもらうこともやむをえないでしょう．

## ○ 症例紹介②

次の症例です（図14）．私は在宅診療も行っており，施設の患者が熱を出しているのでみてほしいと相談を受けたケースです．病院に紹介し

JCOPY 498-02140

## 熱があり，診療拒否の認知症女性

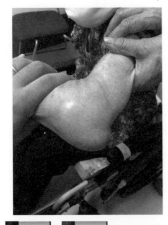

### 診断：化膿性骨液包炎

**図14** 症例2

ようとしても，熱があるとどこも診てくれないということでかなりお困りでした．その施設には他に発熱者はおらず，スタッフの中にもコロナのような気道症状がある人はいませんでした．それでも熱があるというだけで診療拒否されてしまったのです．第3波の時だったと思いますが，感染拡大時期でしたので相互マスクをして私が診療しました．認知症の方はマスクを着用させるのが難しく，常時着用は困難だと思いますが，診察の間だけ付けていただくことはできることが多いです．この方の場合も，きちんと説明して，診療する短い間だけ付けていただきました．どうしてもマスク着用できない場合には，診療する側がフェイスシールドも付けると良いと思います．さて診察ですが，こちらの患者は認知症のため，元気がない，暴言を吐くことが増えるなど普段と異なる様子はありますが，なかなか症状を訴えることができません．ただ，私はもともと認知症のある高齢者の感染症診療をずっとやってきています．高齢者の感染症では肺炎と尿路感染症が多いのですが，逆にこの2つのどちらでもない場合，かなりの医師が熱の理由を不明としてしまうことを目にしてきました．これら以外によくあるのが胆管炎など腹腔内の感染症

です．認知症のある患者では，よく表情を見て圧痛部位をより丁寧に確認しましょう．胆囊炎では，マーフィーサインが有名ですが，息止めなど協力が難しいです．感度が高い方法は，季肋部をたたいて左右差を患者の表情から確認します．痛い方をたたくと顔をしかめるのでわかることがよくあります．もちろん腹部エコーを当てても良いですし，胆管炎であれば胆道酵素がたいてい上昇しますので，すぐに血液検査結果が出せる環境であれば生化学検査結果も判断の材料になります．在宅診療であったならば，発熱に対し，身体所見で診断の疑いをつけて紹介するというのが良いかと思います．これから提示する症例も，診断の方向性がついたため，整形外科への紹介と受診がスムーズにできました．診断名がないまま発熱での紹介となると，感染拡大の波の中では総合診療内科や感染症科が整わない本邦において，コロナ禍で総合病院も受け入れが難しいと思いますが，関節炎あるいは偽痛風を疑うと紹介状を書くと受け入れてくれるかもしれません．さてこうした高齢者の発熱で見逃されがちなのが軟部組織の感染症で，やはり肺炎や尿路感染症と並びよくある感染部位です．普通，蜂窩織炎や化膿性関節炎が起きれば本人が痛いと言うのですが，認知症患者は痛みをうまく訴えることができません．急に食べなくなった，おかしくなったという形で症状が現れますので，我々が所見を探しに行く必要があります．尿路，肺炎以外は腹腔内と胆管炎，皮膚軟部組織に感染症が多いと認識のもと，丁寧に診察すると診断できるケースが多いです．特にもともと浮腫のある場合は感染症を起こしやすいので，ズボンを下ろし脚と関節をみる癖をつけましょう．私は必ず腹部触診，仙骨部に褥瘡がないか，軟部組織を1つずつ異常がないかも確認します．男性の尿路感染の診断には急性前立腺炎も考えるため，直腸診が必要です．その習慣があれば，仙骨部の褥瘡や肛門周囲膿瘍，外陰部の壊死性筋膜炎であるフルニエ壊疽や精巣上体炎などの見逃しも減るでしょう．

　さて，この症例では肘を触ると嫌がってはねのけました．腫脹を認め，フィジカルから滑液包炎ではないかと診断しましたが，在宅医の立場で滑液包炎と細かい微妙な紹介状を書いてもあまり意味がないので，関節周囲に発熱，発赤，疼痛を認めるので，偽痛風や化膿性関節炎あるいは軟部組織の感染症を熱源に疑うと紹介状を書けば，コロナ禍でも受け入

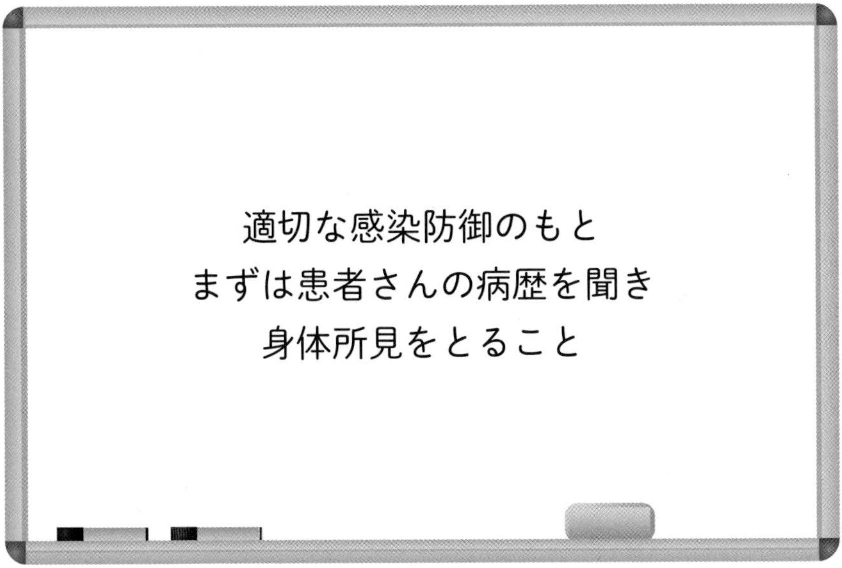

適切な感染防御のもと
まずは患者さんの病歴を聞き
身体所見をとること

**図15** 今までと同じ診療

れてくれる場合が経験上，多いです．

　なんだか，コロナの話からプライマリケアの話になってきたような感じですが，実際まさしくそうなのです．コロナ診療は最初に申し上げた通り，鑑別の1つにコロナが加わるだけで後は今までの内科診療そのものなのです．したがって，これからコロナの診療に当たる医療従事者の方には，感染予防策をしっかりやったうえで，今までと同じ診療をしていただきたいと思います．これまでも発熱診療ができていればコロナを鑑別に入れながら，基本に忠実に，そのまま同じことをすればいいのです（図15）．

## ○ 症例紹介③

　それでは検査の話に移ります．症例3は79歳の女性，抗原検査で陽性となり当院に入院要請がありました．8月なのでこれも第3波の時です．だるさを感じて受診したところ38.1度の熱がありました．熱があるので抗原検査を受けたものの，病歴や身体所見は一切とられていない

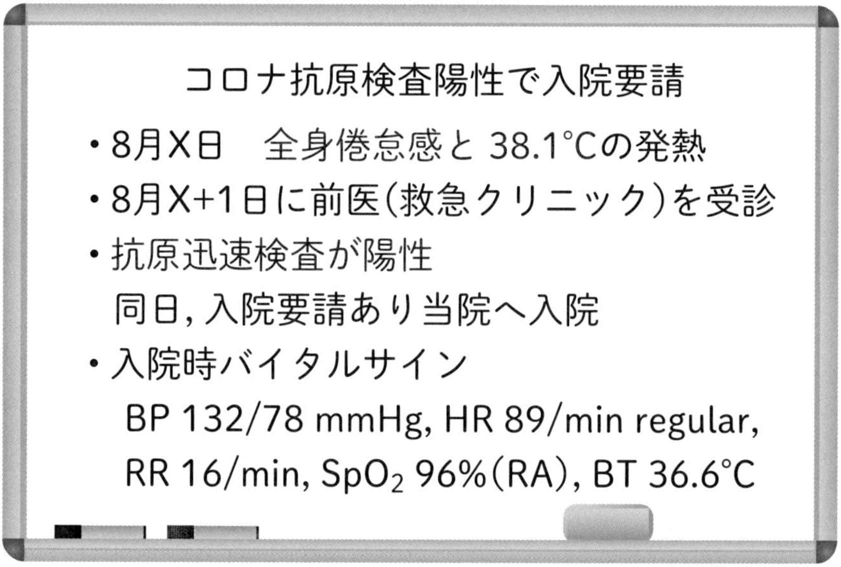

## コロナ抗原検査陽性で入院要請

- 8月X日　全身倦怠感と 38.1℃の発熱
- 8月X+1日に前医(救急クリニック)を受診
- 抗原迅速検査が陽性
  同日, 入院要請あり当院へ入院
- 入院時バイタルサイン
  BP 132/78 mmHg, HR 89/min regular,
  RR 16/min, SpO$_2$ 96%(RA), BT 36.6℃

**図16** 症例3: 79歳女性

ようでした. 迅速抗原検査が陽性と出たため入院要請があり, 当院で受け入れました. バイタルサインは (図16) の通り, この時点では熱もなく, 呼吸も循環も含めバイタルサインに一切の問題はありませんでした.

　この方にはまず問診と身体所見をとり, 私は研修医に PCR を繰り返す指示をしました. なぜならば抗原検査の偽陽性だと思ったからです. PCR を繰り返したところやはり陰性が続きました (図17). PCR ではなく抗原検査が正しいかもしれないじゃないか, と思うかもしれませんが, 検査結果だけで判断するのではなく, 全体の臨床像からこの方はコロナではないと思いました. そのうえで, 抗原検査よりも感度・特異度共に高い PCR が繰り返し陰性だったため, やはり違うのではないかと判断しました. もし私が初診の段階で, 流行状況が極めて落ち着いている時期であったり, 他の診断に目星がついている場合には検査をしない可能性もあります. 重症化リスクである 79歳と高齢であり, 今のように感染状況が拡大していればもちろん検査はした方が無難です. ただし, いかなる状況でも検査をする前のその病気らしさの確率, つまり, 事前

JCOPY 498-02140

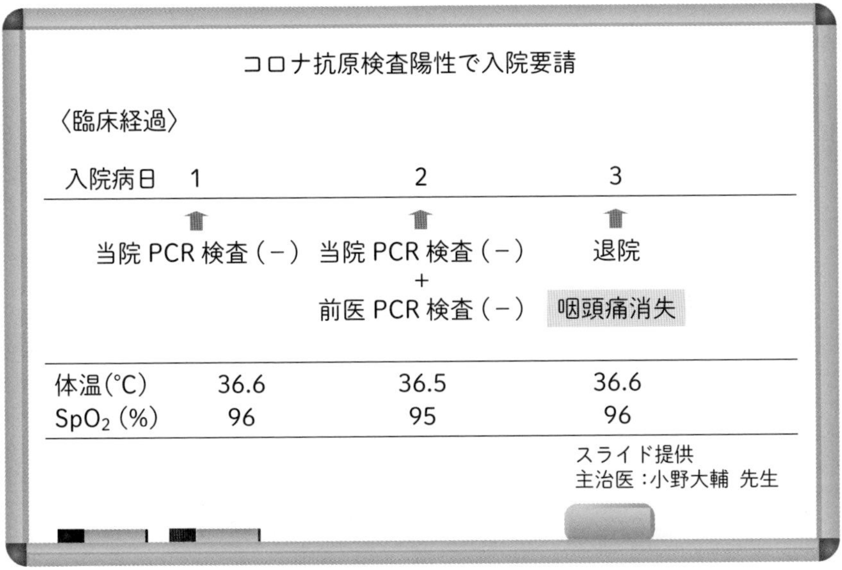

**図17** 症例3：79歳女性

確率を見積もることが大切です．検査をする前にその患者がコロナっぽいかどうか考えるのです．

その点，この方はコロナっぽくないと思いました．そう，事前確率が低い．なぜなら，既往歴はいろいろとありますが，夫と2人暮らし，家から出ることはほとんどなく，この辺りの農村地でちょっとスーパーに行ってすぐ帰ってくるくらいしか外出しないのです．地域で感染者がいると街で噂になってしまうくらい，当時は誰も感染者が出ていない地域の方です（**図18**）．

さらに，発熱とわずかな咽頭痛だけの症状の時点で，採血検査の結果，白血球がかなり高値になっています（**図19**）．

コロナ感染症では9割が白血球は上昇しません．例外として，重症化した場合には高値を認めますが，この患者は重症ではありません．検査値からもコロナとは一致しません（**図20**）．ちなみにプロカルシトニンも上がらないのが特徴で，そこだけ見るとこのケースも低いままなので否定はできませんが，病歴・身体所見をあわせて考え，コロナの可能性は低いと判断しました．

コロナ抗原検査陽性で入院要請

・併存疾患・既往歴：
　高血圧，左乳癌温存術後，不安神経症
　2型糖尿病（食事療法のみ，HbA1c 6.4%）

・生活歴：同居家族：**夫と2人暮らし**
　外出歴：近所のスーパーへの買い物
　Sick contact：なし

**図18** 症例3：79歳女性

コロナ抗原検査陽性で入院要請

| 血算 | | 生化学 | | | |
|---|---|---|---|---|---|
| WBC | 12,000 /μL | TP | 7.1 g/dL | BUN | 17 g/dL |
| 9CM | 79.8 % | Alb | 4.2 g/dL | Cr | 0.76 g/dL |
| 7N | 16.3 % | T-bil | 1.0 mg/dL | Na | 141 mEq/L |
| Mo | 3.5 % | AST | 21 U/L | K | 3.9 mEq/L |
| RBC | $448\times10^4$ /μL | ALT | 14 U/L | Cl | 105 mEq/L |
| Hb | 13.9 g/dL | ALP | 264 U/L | Ferritin | 200 ng/mL |
| Plt | $20.8\times10^4$ /μL | γ-GTP | 23 U/L | CRP | 8.05 mg/dL |
| | | LDH | 260 U/L | | |
| | | CK | 77 U/L | | |

| 凝固 | 免疫 |
|---|---|
| D-dimer 1.36 μg/mL | Procalcitonin 0.2 ng/mL |

**図19** 症例3：79歳女性

**血液検査**

WBC...90% で正常から低下
- リンパ球数低下：35%

＊初期から WBC 上昇してるとらしくない

CRP... 多くは上昇．５程度上がる．

＊あまり高いとらしくないかも

プロカルシトニン
- 肺炎があっても 6% でしか上昇しない

⇒細菌性肺炎などとの区別に有用かもしれない
でも ... 重症化すると上昇する

図20 診断

## ○ 検査の使い方，考え方

　　私が行ったように，抗原検査でも PCR 検査でも，検査前に患者がコロナっぽいかどうか頭の中で見積もっていただきたいのです．具体的な数字を出すのではなく，高・中・低をイメージする程度です．コロナっぽいのか，ぽくないのか，どちらとも言えないのかだけ考えれば構いません．こうした検査の場合，コロナっぽくないなと思った方は 1 回の検査陰性でおそらくはそれなりに除外できますが，コロナっぽい患者の結果が陰性であっても容易に否定しないでください．検査後確率はまだ高く，偽陰性を考える必要があります．そうした例ではまだ隔離を続け，必要であれば何回か検査を繰り返す必要があります．検査はこのような解釈のもと行うようにしてください．なおコロナ検査では鼻咽頭 PCR がスタンダードですが，他にも検査の選択肢があります．抗原検査には空港で行われているような定量検査とクリニックでよく行われる簡易な陽性か陰性かを判断する定性検査があります．検体の取り方もいくつかあり，一番多いのは鼻の奥をつつく鼻咽頭検査です．感度・特異度が最

## 鼻咽頭からの PCR がスタンダード

| 検査の対象者 | | 核酸検出検査 | | | 抗原検査(定量) | | | 抗原検査(定性) | | |
|---|---|---|---|---|---|---|---|---|---|---|
| | | 鼻咽頭 | 鼻腔 | 唾液 | 鼻咽頭 | 鼻腔 | 唾液 | 鼻咽頭 | 鼻腔 | 唾液 |
| 新型コロナウイルス感染症にかかる各種検査 | | | | | | | | | | |
| 有症状者(症状消退者を含む) | 発症から9日目以内 | ○ | ○ | ○ | ○ | ○ | ○ | ○ | ○ | × |
| | 発症から10日目以降 | ○ | ○ | - | ○ | ○ | - | △ | △ | × |
| 無症状者 | | ○ | - | ○ | ○ | - | ○ | - | - | × |

＊詳細は「新型コロナウイルス感染症(COVID-19)病原体検査の指針 第4.1版」[12]を参照

正確なものは不明だが,,
感度 80〜90% / 特異度 98%

# ただし,高い! 時間がかかる!

**図21 各種検査の特徴**

も高いのが鼻咽頭 PCR で,他の方法も徐々に有用であるという知見が集まってきてはいますが,これを超えるものはありません.唾液検査や本人が鼻の中をぬぐって行う鼻腔検査は医療従事者が行う必要がなく,PPE の浪費をしなくて済むというメリットがあります.検査の対象者は主に症状の有無で分かれます.ここで注目していただきたいのは無症状者のスクリーニングでは,本来はまだ,抗原定性検査は認められていないのです(図21)[12].年末の移動の際に抗原定性検査が行われていましたが,そこに十分なエビデンスはなく,無症状の段階では抗原検査の感度はかなり低いです.スタンダードである PCR 検査の問題点は時間がかかること,価格も高いので全例に PCR を行うことは現実的ではありません.そのため,大きな空港では抗原定量検査が行われています.有症状者の場合,発症の後期(10日以降)か早期(9日目まで)かで分けて考えます.鼻咽頭 PCR は万能で,無症状・発症早期・後期のいずれも認められています.一方で,唾液による PCR は発症後期ではウイルスが消えてしまう可能性があり,推奨されません.また,高齢者では唾液があまりでなかったり,歯磨きをしてしまうと偽陰性となる可能

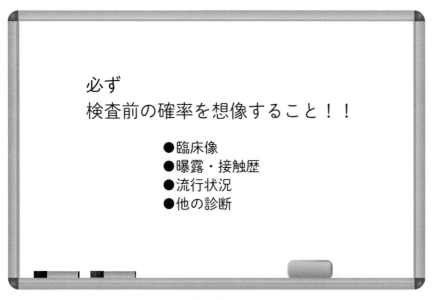

**図22** 検査の解釈

性があります．抗原検査は，**図21**の通り発症早期だけが適応，唾液検体は不可となります．ここはポイントです．けっこう誤解されていて，抗原検査を無症状者や発症から時間の経った方に診断目的に行うことを見受けます．抗原検査は発症早期であればPCRと感度も同じくらいですが，ウイルス量が減ってくると感度が低いため，発症早期に限り，鼻腔か鼻咽頭検体を用いると覚えてください．クリニックで主な武器になるのは抗原検査だと思うので，現時点での適応をしっかり頭に入れましょう．

　そして特に有症状者の診断目的の検査であれば，抗原検査にしろPCR検査にしろ，検査前にはしっかり事前確率を考えることが正しい検査解釈，つまりは診断に大切です．臨床医であるならば，臨床像や曝露歴・接触歴，地域の流行状況，そのほかの診断など様々な情報をすべて合わせて，患者がコロナっぽいかコロナっぽくないのか，可能性を高いか中くらいか低いか，見積もってください（**図22**）．そして，その確率が高いあるいは低い場合は，検査結果が合わない時は，検査結果自体を疑った方が良いです．

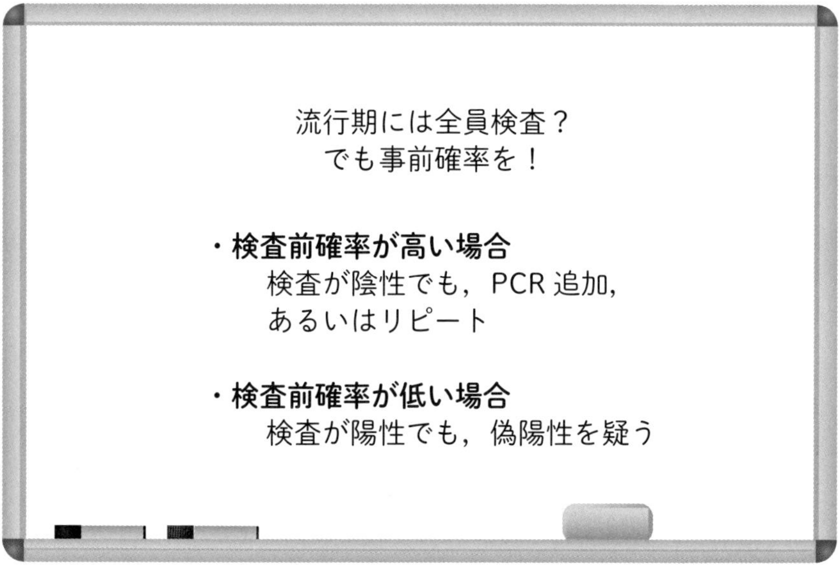

流行期には全員検査？
でも事前確率を！

・**検査前確率が高い場合**
　　検査が陰性でも，PCR 追加，
　　あるいはリピート

・**検査前確率が低い場合**
　　検査が陽性でも，偽陽性を疑う

**図23** 全員検査は必要?

　さらに流行期には，無症状の方にも全員検査を実施しようという動きになります．この命題に対して，以前は私も首をかしげていましたが，この感染症の特徴が無症状でも感染を広げること，そして世界的なパンデミックを迎えていることを考えると，無症状者へのスクリーニング検査も一定条件で必要なのかなと思います．それでも，検査の解釈法に注意が絶対に必要です．検査前確率が高い場合は，検査結果が陰性でも，PCR の追加やリピートをする必要があります．特に，濃厚接触者で無症状の方ならば，潜伏期間内の隔離が必要になってきます．症状の有無にかかわらず，検査前の確率で低いと考えられる患者に対しては，特に特異度が PCR 検査よりも劣る抗原検査の場合，検査結果が陽性でも偽陽性も疑っていただきたいと思います（図23）．

　有症状者の場合，PCR が 1 回陰性だったとして，何回繰り返せばいいのか？　PCR 検査は，2 回，3 回と繰り返すと感度が上がることがわかっています．ただしほとんどの症例は 1 回目の検査で診断されています．2 回目の検査での診断は全症例のうち 3％弱程度しかないと言われており，大抵の場合は 1 回やれば十分です．例えば先ほどの症例のよう

JCOPY 498-02140

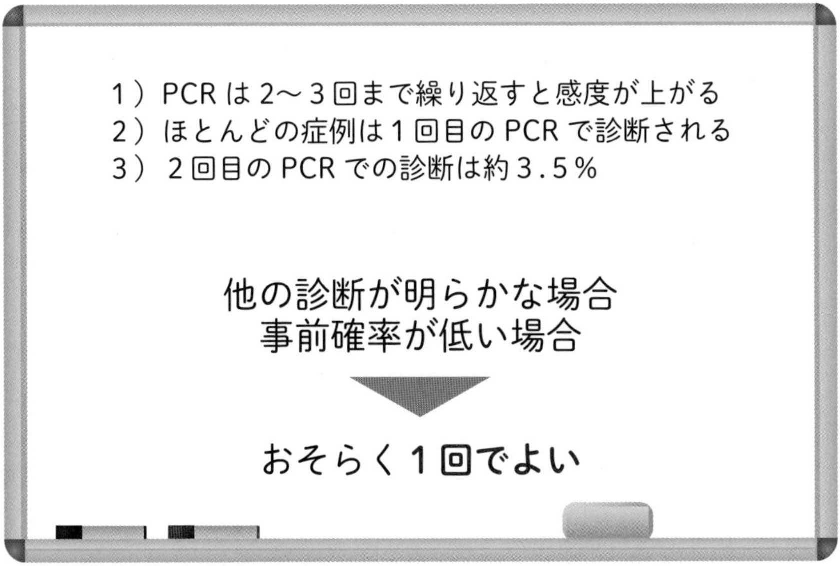

1）PCR は 2〜3回まで繰り返すと感度が上がる
2）ほとんどの症例は1回目の PCR で診断される
3）2回目の PCR での診断は約3.5%

他の診断が明らかな場合
事前確率が低い場合

おそらく1回でよい

**図24** リピートPCRについて[12-15)]

に他の診断が明らかにあり，発熱の理由が他の病気で説明できる場合，
あるいは事前確率が低い場合は検査を行うのは1回でいいのですが，肺
炎像があるが理由がわからないなど，事前確率が高い場合には繰り返し
た方が良いと考えるとエラーが起きにくいでしょう（**図24**）[12-15)]．

○ **症例紹介④**
------------------------------------------

　さて次の症例は CT の話です．胸部 CT ですりガラス陰影を認め，
コロナ疑いとなりました．大病院では，けっこう簡単に CT を撮るこ
とができ，実際に実施されています．この2年間とても苦しかったのは，
ここですりガラス影を少しでも認めるとすべてコロナ疑いで感染症科コ
ンサルトをいただいていました．コロナ感染症が発生するよりも前から
すりガラス陰影をきたす疾患は感染症から自己免疫疾患，塵肺，医原性，
特発性など原因は多岐にわたり，また多数あり，すりガラス陰影がすべ
てコロナというわけではありません．本来は，単純に，すりガラス陰影
をとる間質性肺炎の鑑別をすればいいだけです．やはりそこにコロナが

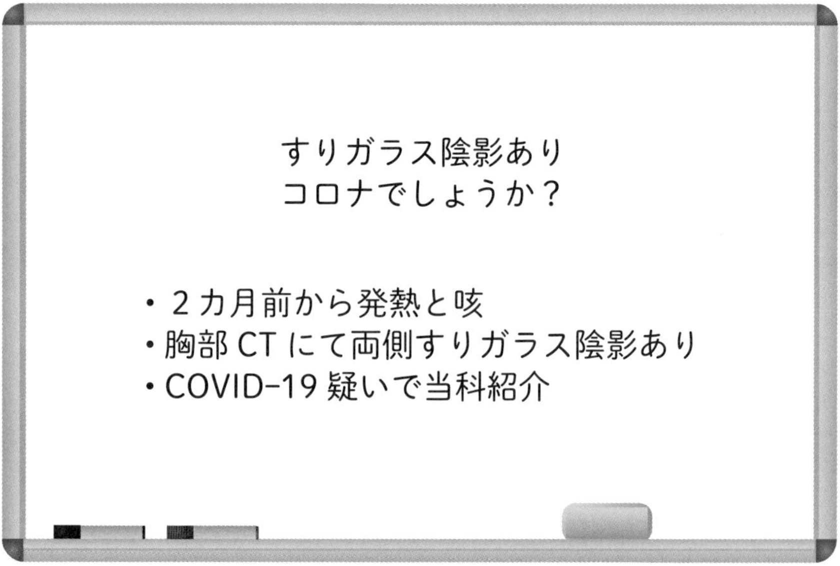


**図25** 症例4：40歳男性

1つ鑑別診断に加わっただけなのです．呼吸器内科医であれば当然今までもやっていたことです．専門性の高い特発性間質性肺炎の治療は呼吸器内科専門医で行われるべきですが，一般内科医でもすりガラス陰影の鑑別はできる必要があると思います．それができていたのであれば，やはり診断できる鑑別疾患にコロナが1つ加わっただけで，今までとやることは感染対策をしっかりとること以外，変わりません．この方は2カ月前から発熱と咳嗽があり，胸部 CT で両側にすりガラス陰影を認めています（**図25**）．果たしてこの方はコロナでしょうか？　皆さんおわかりかと思いますが，2カ月前から発熱の時点で，コロナではないと思います．

**図26** がこの症例の CT 画像です．一部に粒状影のようなものもありますが両側にややすりガラス影を認めます．すりガラス影で相談を受けた時，結構多いのは実は心不全です．私もかつて呼吸器内科医としてみていた際には，やはり心不全が一番多かったです．次にこのびまん性の間質性陰影の場合，特発性間質性肺炎を疑う方が多いでしょうが，特発性であるためには薬剤性，感染症，自己免疫疾患，塵肺などを除外する


JCOPY 498-02140

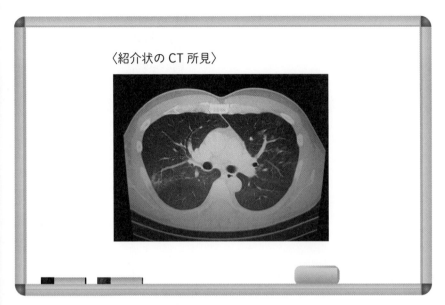

〈紹介状の CT 所見〉

**図26** 症例4：40歳男性

必要があります．つまり，コロナが加わっても考え方，鑑別の進め方は
繰り返しますが一緒です．この方の場合も，他のすりガラス陰影をきた
す疾患を鑑別に挙げて丁寧に除外診断していきました．感染症であれば
コロナ前なら，両側性すりガラス影で鑑別の上位はニューモシスチス肺
炎，サイトメガロウイルス感染症，他のウイルス性肺炎を含む非定型肺
炎です．もしニューモシスチス肺炎を疑うのであれば，背景に細胞性免
疫の低下があるはず．この方はステロイド薬も免疫抑制薬も服用してい
ません．であるならば？　そう，HIV の存在を疑わなければいけません．
HIV 感染の他の根拠がないか，他の性感染症の既往などの病歴聴取に
加え，身体所見も丁寧にとります．この患者さんではそういった目で口
腔内をみたところ真っ白でした．
　結果としてこの方は HIV に合併したニューモシスチス肺炎の典型例
でした（**図27**）．昔はカリニ肺炎と言われていた病気です．コロナ疑い
のせいでなかなか診断にたどりつきませんでしたが，当科で HIV を疑
った時点で問診にて MSM（男性同性愛者）であることが判明しました．
当然に HIV 抗原抗体も陽性でした．HIV ニューモシスチス肺炎は現在，

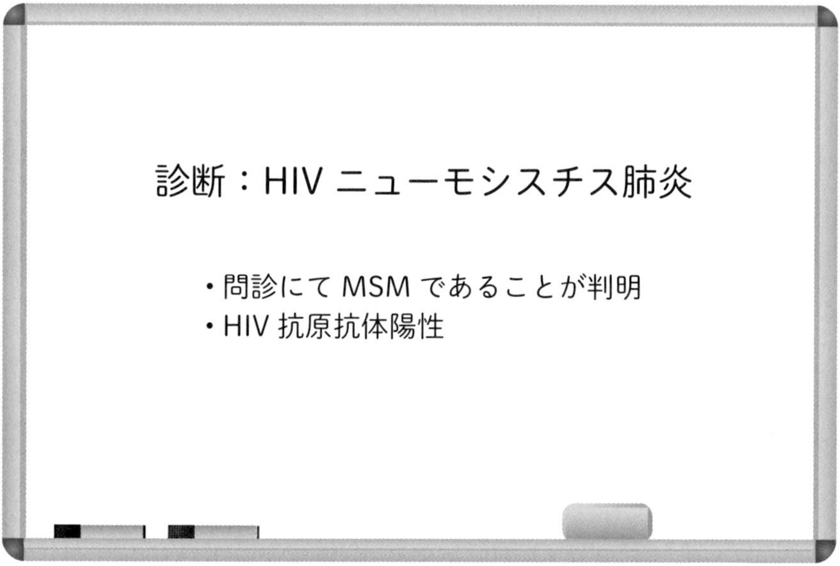

診断：HIV ニューモシスチス肺炎

・問診にて MSM であることが判明
・HIV 抗原抗体陽性

**図27** 症例4：40歳男性

治療可能であり，ST 合剤での感染症治療ののちに，HIV の治療，そう ART 治療により長期生存が可能となっています．そう簡単に亡くならせたり合併症を起こさせたりしてはいけない病気です．ただし，診断が遅れれば今でも亡くなってしまいます．それを，コロナかもしれないと診療を拒否したり，そこで思考停止してしまうと，助けられる人も助けられなくなってしまいます．コロナを鑑別に入れながら全人的に診療してください．まあ，コロナ前も，ニューモシスチス肺炎に対し，画像所見だけで，特発性間質性肺炎と診断してステロイドパルスが行われて，悪化して紹介されるケースはよくあったのですけどね．結局は普段の診療が，画像診断でも重要だということですね．

## CT で診断はできるのか？

　この症例からわかるように，CT ですりガラス影を認めても必ずしも COVID-19 ではありません．画像診断で胸膜直下にすりガラス影，つまりいわゆる COP パターンが COVID-19 の典型例です．対して，

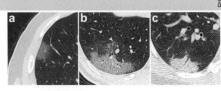

診断

初期の典型像
　　下葉優位に胸膜直下がスペアされない
　　両側すりガラス陰影や斑状陰影で

次第に浸潤陰影が拡大

(Pan F, et al. Radiology. 2020; 295: 715-21)[16]

**重症例**では
　発症 10日ほどが最も悪く見える
　胸水やリンパ腫脹，胸膜肥厚はまれな所見

**図28** 胸部CT検査

COVID-19 では胸水貯留やリンパ節腫脹は少ないと言われています．しかし，これはいろいろな疾患でみられたり見られなかったりする非特異的な画像所見であり，画像診断だけでコロナの確定診断はできません（図28）[16]．また，私の経験からしても，COVID-19 が PCR 検査で陽性になる方に CT を撮っても半分くらいしか画像的に肺炎像を認めません．学会でもその旨発表されていた先生がいました．過去に，CT 画像でスクリーニングをしていた施設を見たことがありますが，やるとしてもウイルス学的検査で十分です．CT を全例で撮り，それで陰影がないからと言ってコロナを除外できるということはまったくありません．このことについて本邦で観察研究をまとめた論文もあります[17]．CT でのスクリーニングは避けてください．

　繰り返しますが，画像診断は非特異的ですし，陽性になる患者における感度も高いとは言えません．画像だけで判断しないことは注意してください（図29）[18]．

ただし画像診断は**非特異的**
・初期には片側であったり
・進行するとよくある重症肺炎や ARDS にも

発症早期の典型例は
　診断の推定に有用と考えるが
　　進行例では困難

**画像だけで判断しない**

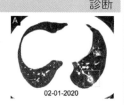
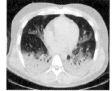

(Gattinoni L, et al. Crit Care.2020; 24: 154)[18]

**図29 胸部CT検査**

## ○　症例紹介⑤

　　次の症例です（図30）．こちらもすりガラス影を認めコロナ疑いとなっていました．症状としては3カ月続く慢性咳です．Long-COVID以外ではコロナで慢性咳というのは考え難いです．CT画像をみてみると縦郭のリンパ腺に腫脹を認めます．眼を見ると充血しており，やはり，サルコイドーシスでした．

## ○　コロナ診療で一番大切なこと

　　図31は岩田健太郎先生の著書「丁寧に考える新型コロナ」（光文社新書，2020年）[19]で書かれている，私がとても共感を覚えた言葉です．『PCRより，CTより患者の言葉が大切です』特に患者を診療する際に，PCRやCTは必要があればもちろんやっていただいて構いません．ただ，当院受診になる患者が，「初めて触ってくださった」「初めて問診してくれた」「初めて診察してくれた」「初めて医者が出てきた」とおっし

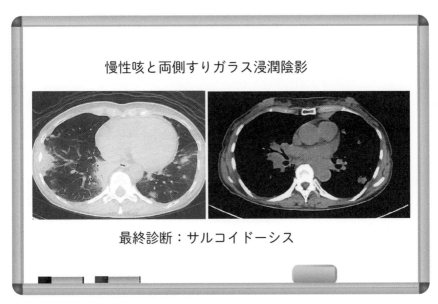

図30 症例5: 20代男性

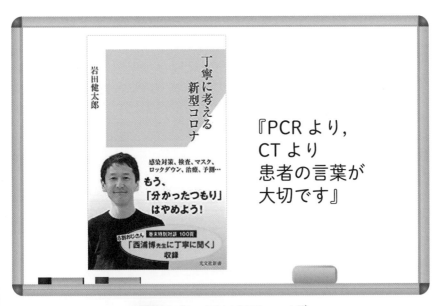

図31 丁寧に考える新型コロナ[19)

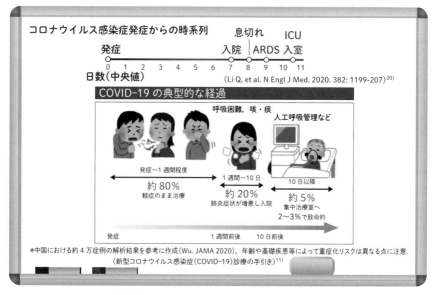

**図32** 重要!! COVID-19の臨床経過

やることがあり，これはとても残念なことです．ぜひ感染防御のガードを固めたうえで，まずは問診からしっかり診療していただきたいと思います．

## 治療薬について

　それではここから治療薬の話をしていきます．COVID-19 診療をしていく際に，治療薬の選択においてもやはり重要なのは（**図32**）[11, 20] の臨床経過です．実際に先生方が診療する際に，この経過の中のどのポイントをみているのかということを常に意識していただきたいです．この図のもとになった論文はコロナ発生後すぐの，2020 年 1 月に NEJM に出されたものですが，この時とデルタ株までの現状とで臨床経過傾向はほとんど変わっていません．デルタ株になり，多少潜伏期間が短くなったり，重症化率が上がったりということはありますが，臨床経過として大きな変化はありません．やはり多くは軽症，一部の人が重症化し，その分かれ目のタイミングが 1 週間〜10 日目です．重症化する場合，そ

JCOPY 498-02140

こから一気に崖を転がるがごとき勢いで呼吸状態が悪化，あるいは循環障害を引き起こします．これがコロナの臨床経過です．オミクロン株は潜伏期間が短くなり，重症化率も低いようですが，やはりこの経過表を現状では意識して診療していくことが良いでしょう．もし発症して間もない段階での診療であれば，1週間くらいは様子をみることができるかもしれません．発症から7日目で，糖尿病と肥満があれば，数日中に呼吸状態が悪くなるかもしれないと警戒するべきです．あるいは，10日目まで熱が続いていても，その後に，解熱して酸素飽和度が落ちないのであればそこから回復に向かっている可能性が高いでしょう．この図のどのタイミング，ステージを診ているのか，臨床経過のタイムテーブルを意識しながら診療していただきたいと思います．

## ○ 重症度ごとの治療法

このタイムテーブルに基づく重症度で治療法も決まってきます．発症早期か後期かは，治療薬を選択するうえでも非常に重要になります．軽症の早期の段階では中和抗体薬や昨今承認された経口の新規治療薬，中等症で酸素飽和度が落ちてきた段階では，ステロイド薬が中心となってきます．もう少し早い段階からレムデシビルという抗ウイルス薬が検討されます．最重症になってくるとバリシチニブやトシリズマブが承認されていますが，一部の免疫抑制薬としてリウマチ薬などが使用されると同時に，中等症以上での入院症例では一貫して抗凝固療法が行われます（図33）[11]．最近の大きな話題では軽症者の治療薬ができたことです．いままで軽症者には，イベルメクチンが特効薬だと信じているような人もいましたが実際には質の高いエビデンスはなく，有効な治療薬がありませんでした．そのため，軽症者については重症化しないように患者を慎重に観察し，また感染を拡大させないように隔離することが主な目的でした．これまでどんなにメディアが早期診断・早期治療の必要性を訴えていましたが，実際には早期治療というものはできない状況でした．しかし今ではようやく早期診断・早期治療をする意味が出てきたのです．

したがって，第6波ではここが大きな変化であり，進歩になりますので，とても重要です．今までは診療した時点で重症化していないかどう

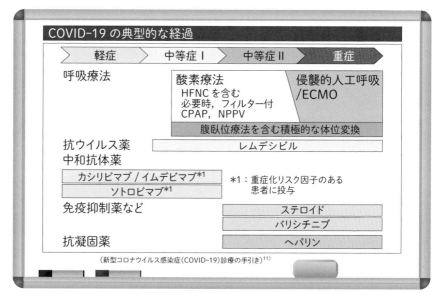

**図33** 重症度別マネジメントのまとめ

か見抜き，重症度を適切に評価し，確実に隔離することが求められていました．ところがこれから第6波では，重症化する人を見抜く判断が大切になってきます（図34）．そのためには重症度の分類をしっかり把握する必要があります．

## 日本における重症度分類

重症度分類については，日本の基準は米国とは異なっています．さらに日本と東京都でも異なっています．医療者としては統一してほしいのですが．日本では中等症に当たるところが2つに分けられていますが，アメリカは中等症を分けておらず，酸素が必要なレベルは重症としています．ところが日本では定義が異なり，重症を指すのはICU管理，生命維持装置がつく段階以上です．代わりに中等症を2つに分けており，中等症IIは酸素投与が必要となる，酸素飽和度93%以下のレベルです（図35）[11]．中等症Iと軽症の違いは肺炎像の有無ですが，個人的には軽症と中等症Iの区別を診断する必要性はあまりないと思います．治療

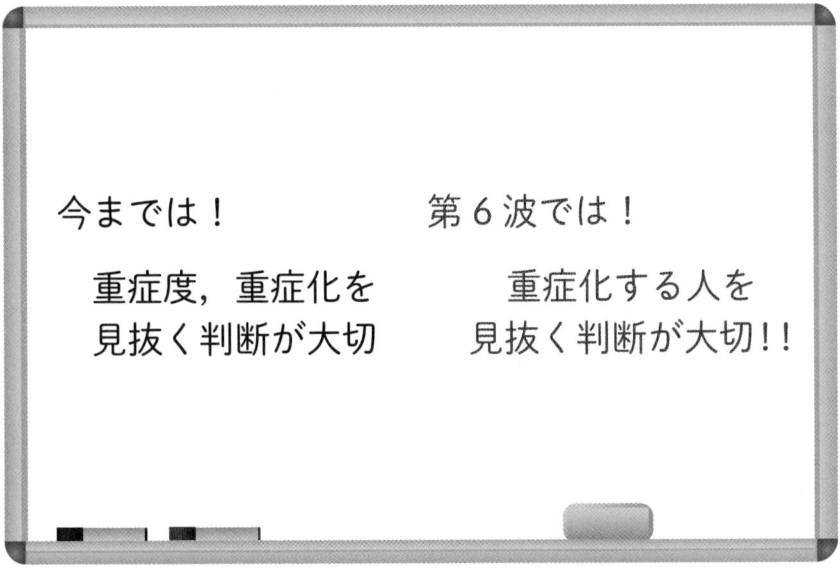

今までは！　　　　第6波では！

重症度，重症化を　　　重症化する人を
見抜く判断が大切　　見抜く判断が大切！！

**図34** 軽症者治療薬が揃った第6波での考え方の違い

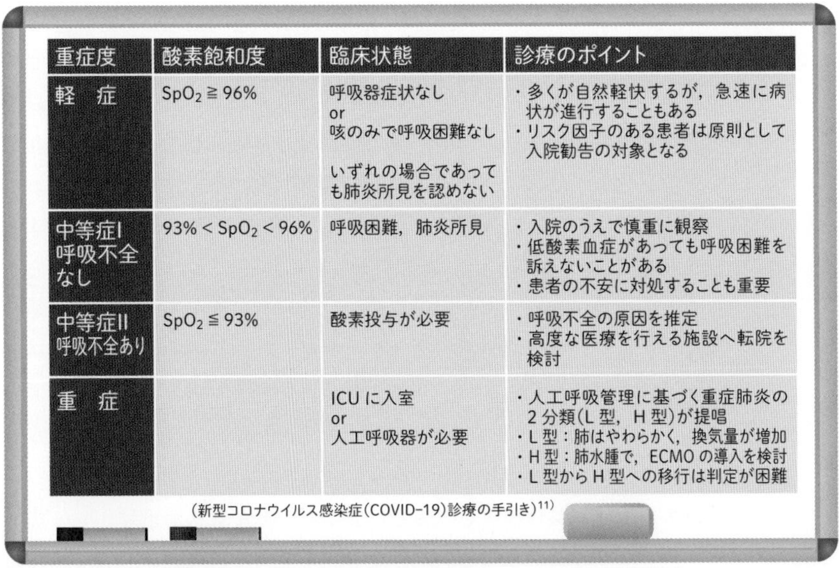

| 重症度 | 酸素飽和度 | 臨床状態 | 診療のポイント |
|---|---|---|---|
| 軽症 | $SpO_2 \geqq 96\%$ | 呼吸器症状なし<br>or<br>咳のみで呼吸困難なし<br><br>いずれの場合であっても肺炎所見を認めない | ・多くが自然軽快するが，急速に病状が進行することもある<br>・リスク因子のある患者は原則として入院勧告の対象となる |
| 中等症I<br>呼吸不全<br>なし | $93\% < SpO_2 < 96\%$ | 呼吸困難，肺炎所見 | ・入院のうえで慎重に観察<br>・低酸素血症があっても呼吸困難を訴えないことがある<br>・患者の不安に対処することも重要 |
| 中等症II<br>呼吸不全<br>あり | $SpO_2 \leqq 93\%$ | 酸素投与が必要 | ・呼吸不全の原因を推定<br>・高度な医療を行う施設へ転院を検討 |
| 重症 | | ICUに入室<br>or<br>人工呼吸器が必要 | ・人工呼吸管理に基づく重症肺炎の2分類（L型，H型）が提唱<br>・L型：肺はやわらかく，換気量が増加<br>・H型：肺水腫で，ECMOの導入を検討<br>・L型からH型への移行は判定が困難 |

（新型コロナウイルス感染症（COVID-19）診療の手引き）[11]

**図35** 重症度分類（医療従事者が評価する基準）

方針があまり変わらないからです．したがって，バイタルサインに基づいた重症度判定ができれば，無理して全例に CT 撮影をして肺炎像を探しに行く必要はないと思っています．胸部レントゲンで肺炎像を認め，中等症 I に当たるバイタルサインで抗原検査か PCR でコロナウイルス陽性となっていて，診断に疑問がなく，合併症も疑わない状況であれば，CT は必ずしも必要ではないと思います．CT を撮ることにより患者移動が増え，医療スタッフの負担になるだけでなく，周囲への曝露による感染リスクも上がるでしょうし，患者にも余計な被曝とコストが負担となります．施設によってはけっこう CT が撮られていますが，必須ではありません．私の知っている複数の施設では入院時の軽症者のトリアージにいきなり CT を撮るところもあり，これは明らかにやりすぎです．第 6 波では重症化しそうな人を見抜く判断が重要となるので，重症度分類の定義をしっかり頭に入れ，ご自身の提供するべき医療，その守備範囲がどの段階なのか理解していただき，役割分担して診療体制を作ることがとても重要です．

## ○ 早期から重症化を予測しよう

5 波までは重症化の判断については酸素飽和度を中心にみて，発症から何日目なのか確認することで悪化を想定し，実際に悪化してきた段階で判断すればよかったのですが，今後はより早期の判断が必要となります．重症化の予測スコアのようなものもありますが，それよりもスコアのリスク因子の中身の理解の方がとても重要です．我々が実際に第 4 波，第 5 波まで診てきて感じたのは，第 4 波まで日本人の場合は重症化するのは高齢者が中心でした．第 5 波では高齢者に対するワクチン接種が進んできたおかげで，重症患者として診療したのはやや低年齢化しワクチン接種を終えていない 40〜50 代で，肥満や糖尿病の方，あるいは肺気腫・COPD が多かったです．当院は大学病院のため，重症化する患者の中に一部，担癌患者がそれなりに多く，中にはやや特殊な造血器腫瘍のある方，臓器移植をした方もいました．どんな人が重症化しやすいのかしっかり理解することが大切です．まず第一に高齢者，次に悪性腫瘍，糖尿病，肥満，あと CKD や COPD などの慢性疾患が高リスク群

JCOPY 498-02140

| 重症化のリスク因子 | | COVIREGI-JP における重症化リスク因子の解明 | |
|---|---|---|---|
| **重症化のリスク因子** | **評価中の要注意な基礎疾患など** | **日本 COVIREGI-JP**<br>**(n=3,376; 16 Jan 2020-31 May 2020)** | |
| ・65 歳以上の高齢者<br>・悪性腫瘍<br>・慢性閉塞性肺疾患<br>　(COPD)<br>・慢性腎臓病(CKD)<br>・2 型糖尿病<br>・高血圧<br>・脂質異常症<br>・肥満(BMI 30 以上)<br>・喫煙<br>・固形臓器移植後の<br>　免疫不全<br>・妊娠後期 | ・ステロイドや生物学的製剤<br>　の使用<br>・HIV 感染症(特に CD4 <<br>　200/μL)<br><br>**＋ワクチン未接種** | 入院時に酸素投与が必<br>要である割合が高い<br>(多変量解析)オッズ比 | 入院中の死亡率<br>が高い基礎疾患<br>(≧25%) |
| | | 慢性呼吸肺疾患　2.51 | ・慢性腎臓病<br>・心血管疾患<br>・脳血管疾患<br>・慢性呼吸肺疾患<br>　(COPD を含む)<br>・固形腫瘍<br>・糖尿病<br>・肝疾患 |
| | | 男性　　　　　　2.09 | |
| | | 肥満　　　　　　1.75 | |
| | | 心血管疾患　　　1.48 | |
| | | 糖尿病　　　　　1.34 | |
| | | 高血圧　　　　　1.33 | |

(US CDC. Underlying Medical Conditions Associated with Higher Risk for SevereCOVID-19: Information for Healthcare Providers. Oct 14 2021)[21]
(Terada M, et al. BMJ Open. 2021; 11: e047007)[22]

**図36 重症化を予測する**

です．ワクチン接種率が 8 割を超えたこれからは，ワクチン未接種が年齢と並び，最大の重症化リスクとなるでしょう．ゆえに必ず患者さんのワクチン接種歴の有無を重症化リスクの 1 つとして確認してください（図 36）[21, 22]．

## ○　実際の治療例①第 1 波症例

　　治療ですが，図 37 の経過表は私が一番最初にみた第 1 波における重症例の治療経過です．今から見返すと恥ずかしいのですが，ステロイドパルス，ヒドロキシクロロキン投与，ファビピラビル（アビガン®）投与，市中肺炎のエンピリックカバーとして抗菌薬投与をフルに行いました．入院直後から直ちに挿管，人工呼吸管理になっています．経過表を見て岡がこんな治療していたのかとびっくりしたかもしれませんが，この当時は暗中模索で必死だったのです．ヒドロキシクロロキンは試験管内の結果では有効かもしれないとされていました．その後，複数の大規模な臨床研究により効果がないと結論づけられました．ゆえにもはや現時点

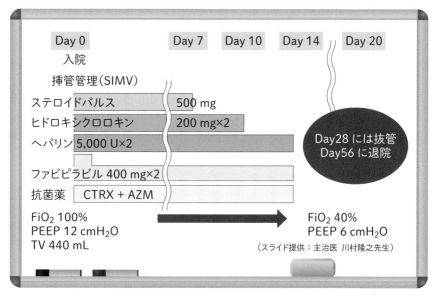

**図37** 1年半前　第1波の症例

では全く推奨されなくなりましたが，当時はまだわからなかった．後程，紹介しますが，ファビピラビルもいくつか論文が出てきてはいますがいまだに確実な有効性は証明されていません．ただし，この段階では他に打つ手が何もなく，ただ挿管されている患者を自然治癒するかどうか見守るだけというのは許されませんでした．当初のガイドラインでは MERS や SARS で全身ステロイド投与が効果がないばかりか，ウイルスの排出を遷延させてしまう懸念があり，推奨されていなかったにもかかわらず，呼吸器内科での経験もあった私は，今までの治療経験や常識からいうと，これだけ呼吸障害が強い両側のびまん性間質性陰影には，一か八かステロイドを入れることが多かったので試しました（もちろん患者家族同意と全て院内の倫理委員会の承認を得ていました）．コロナに対してステロイドの全身投与は推奨されていませんでしたが，この症例ではステロイド投与の翌日に呼吸状態が大きく改善しました．1例だけなので確実ではありませんし，当時は大きな声では言えませんが，もしかしたらステロイドが効くのではないかと心の中では思っていました．その後，3〜4カ月してかの有名な，デキサメタゾン 6 mg でのステロ

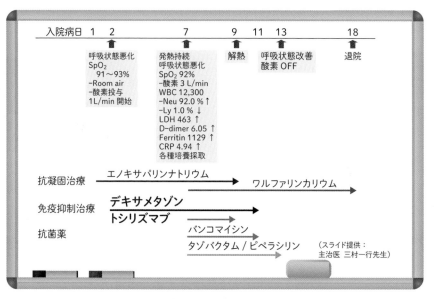

**図38 第3波の重症症例**

イド全身投与の有効性を報告した研究結果が報告されました．この症例
の方は幸い，治療が奏効し，抜管し，リハビリを経て，最後は歩いて退
院していきました．

## ○ 実際の治療例②第3波症例

　比較してみていただきたいのは，（図38）の第3波の時の症例の経過
表です．このころになると，私の中でもだいぶ治療ストラテジーが整理
されてきました．ステロイドをやはり使っていますが，当初の一か八か
ではなく，しっかりとした根拠と確信があったうえでデキサメタゾン
6 mg を投与しています．そして，抗凝固療法を最初から行う一方，抗
菌薬については自信をもって使用していません．途中から使っているの
は ICU における人工呼吸器関連肺炎 VAP を併発したためです．先ほ
どの COVID-19 の自然経過の説明の通り，発症して 7 日目時点で呼吸
状態が急激に悪化したのでステロイドに加えて，トシリズマブを開始し
ました．この方もその後に無事に呼吸状態が改善し，最終的に歩いて帰

## 試験管内の効果から期待された薬剤

- ・レムデシビル
- ・ロピナビル / リトナビル
- ・ファビピラビル
- ・クロロキン
- ・トシリズマブ
- ・イベルメクチン
- ・コルヒチン　など多くの薬剤

⇒ **これら薬剤のリポジショニングに期待が**

期待！

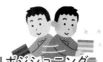

リポジショニング
＝適切かを見極めての
再活性化のための
ポジションの見直し

**図39** 治療

宅した症例ですが，第1波と第3波で随分治療法が異なるのが経過表の比較でおわかりになると思います.

○　**治療法が未確定，期待される薬剤をどうとらえるか？**

　　いきなり現れたコロナに対して新しい治療薬をすぐに作ることは難しかったため，図39に挙げた，試験管内で抗ウイルス効果が期待された薬がリポジショニングで効果が得られないか試してきたということです.結論から言えば，このリポジショニングの成功率は低かったということで，薬剤の承認はやはり慎重であるべきです.

　　レムデシビルや HIV 治療薬のロピナビル / リトナビル（カレトラ®），新型インフルエンザ薬のファビピラビル，マラリア治療薬のクロロキン，糞線虫や疥癬治療薬であるイベルメクチン，痛風発作を抑える薬のコルヒチンなど，依然として熱くなる方もいますがほとんどの薬剤の効果が否定されているか，いまだにそれほどの効果は証明されていない状況です.残ったのはレムデシビル，トシリズマブ.土俵際がファビピラビル

JCOPY 498-02140

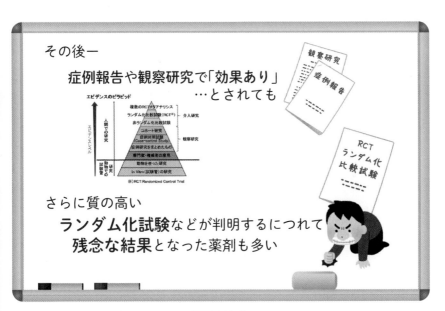

その後一

症例報告や観察研究で「効果あり」
　…とされても

さらに質の高い
ランダム化試験などが判明するにつれて
残念な結果となった薬剤も多い

**図40 治療**

とイベルメクチンで大多数の薬は選択肢から消えました.

　なかなか臨床研究や EBM を理解している方でないと医療従事者であっても通じないことが悲しいのですが,症例報告や観察研究,あるいは先ほどの私が初期の頃に経験したステロイドが効いたという経験論はエビデンスレベルとしては最下層にあるということを改めてご理解ください.ここも誤解がありますが,動物研究や試験管内の研究で有名な科学雑誌に載っていても人への臨床研究がエビデンスレベルとして上になります.動物や実験結果の通りには臨床はいかないのです.また臨床研究でも格付けがあり,質の低い観察研究で効果が示唆されても,のちに質の高い2重盲検のランダム化試験,それを統括したメタアナリシスが行われ,結果が逆転してしまうということが多々あると改めて確認できた2年間だったと思います(**図40**).これから先もそうですが,質の高い臨床研究が出てくるまでは,こういった薬剤はあくまで臨床研究や治験として患者の同意をとり,実験的に使われるべきものだと理解いただきたいです.また,現場で治療に当たる我々のような臨床医には,患者から例えばイベルメクチンが効くと聞いたから使ってほしいなどと要求さ

れても，安易な判断はおやめください．むしろ臨床医であれば，そのことを患者にしっかり説明するべきです．私もイベルメクチンではとても叩かれ，辛い思いをし，診療に支障きたしました．どうかご理解とご協力をお願いいたします．

## ○ 治療法・治療薬の指針

　図41に2021年12月の時点に出されているマネジメントの指針を示します．下が日本の厚労省の手引きの最新版[11]，上はNIHのガイドライン[23]です．注目していただきたいのは，軽症の治療には抗体療法が推奨されていますが，重症化リスクがある発症早期に限定されており，依然として重症化リスクのない方に対して治療薬はないこと，重症化して炎症がひどくなった段階ではじめてステロイドやリウマチ薬が推奨されるようになるということです．

　エビデンスも大切ですが，新興感染症ですので，もちろんまだまだエビデンスが確立していない所もたくさんあり，これからの課題もたくさんあります．そんな中，現時点では，コロナ診療のうえで病態生理の理解に基づいた薬剤選択がとても重要ではないかと思います．つまり，新型コロナ感染症は最初は純粋なウイルスの感染症で，ウイルスが増殖していく間は軽症で，炎症がひどくなってくると重症化していく病気だということです（図42）[24]．よって，ウイルスをやっつける薬や抗体治療は発症の早期，軽症なうちにおそらく意味があり，重症化してきた際にはむしろ炎症を鎮める薬が効果的だろうと考えられます．実際に臨床研究の結果もこの予測通りになってきていると感じます．今後も治療の選択を悩む場合には，先ほどの臨床経過のタイムテーブルに加え，この病態生理を頭の中で考えながら治療方針を組み立てていくことが現時点のベストではないかと思います．

　図43は現在日本で承認されている治療薬です．承認薬に基づいての標準治療も，軽症・発症早期の段階では抗体治療薬や経口抗ウイルス薬が出てきて．治療が提供できるようになりました．そして，少し重くなってきて入院したら注射の抗ウイルス薬，さらに悪化したらステロイド薬，トシリズマブやバリシチニブといった生物学製剤や免疫抑制薬のよ

JCOPY 498-02140

## Therapeutic Management of Hospitalized Adults With COVID-19 Based on Disease Severity

| DISEASE SEVERITY | PANEL'S RECOMMENDATIONS |
|---|---|
| **Hospitalized but Dose Not Require Supplemental Oxygen** | The Panel **recommends against** the use of **dexamethasone**(AIIa) or other **corticosteroids**(AIII).[a] There is insufficient evidence to recommend either for or against the routine use of remdesivir. For patients at high risk of disease progression, remdesivir may be appropriate. |
| **Hospitalized and Requires Supplemental Oxygen** | Use 1 of the following options: <br>• **Remdesivir**[b,c] (e.g., for patients who require minimal supplemental oxygen)(BIIa) <br>• **Dexamethasone plus remdesivir**[b,c](BIIb) <br>• **Dexamethasone**(BI) <br>For patients on dexamethasone with rapidly increasing oxygen needs and systemic inflammation, add a second immunomodulatory drug[d](e.g., **baricitinib**® or **tocilizumab**®)(CIIa) |
| **Hospitalized and Requires Oxygen Through a High-Flow Device or NIV** | Use 1 of the following options: <br>• **Dexamethasone**(AI) <br>• **Dexamethasone plus remdesivir**[b](BIII) <br>For patients with rapidly increasing oxygen needs and systemic inflammation, add either **baricitinib**®(BIIa)or IV **tocilizumab**®(BIIa)to 1 of the 2 options above.[d,f] |
| **Hospitalized and Requires MV or ECMO** | • **Dexamethasone**(AI)[g] <br>For patients who are within 24 hours of admission to the ICU: <br>• **Dexamethasone plus IV tocilizumab**(BIIa) <br>If IV tocilizumab is not available or not feasible to use IV **sarilumab** can be used(BIIa). |

**Rating of Recommendations:** A = Strong; B = Moderate; C = Optional
**Rating of Evidence:** I = One or more randomized trials without major limitations; IIa = Other randomized trials or subgroup analyses of randomized trials; IIb = Nonrandomized trials or observational cohort studies; III = Expert opinion

(NIH COVID-19 Treatment Guidelines)[23]

## 重症度別マネジメントのまとめ

| | 軽症 | 中等症Ⅰ | 中等症Ⅱ | 重症 |
|---|---|---|---|---|
| 呼吸療法 | | 酸素療法 HFNCを含む 必要時，フィルター付 CPAP，NPPV | | 侵襲的人工呼吸 /ECMO |
| | | 腹臥位療法を含む積極的な体位変換 | | |

抗ウイルス薬
中和抗体薬

レムデシビル

| カシリビマブ / イムデビマブ[*1] | ＊1：重症化リスク因子のある |
| ソトロビマブ[*1] | 患者に投与 |

免疫抑制薬など

ステロイド
バリシチニブ

抗凝固薬

ヘパリン

（新型コロナウイルス感染症（COVID-19）診療の手引き）[11]

**図41** Last Updated: December 16, 2021

| | 無症状 / 発症前 | 軽症 | 軽症(肺炎あり) | 中等症 | 重症 |
|---|---|---|---|---|---|
| 想定される病態 | ウイルス増殖 | | | | |
| | | | 炎症 | | |
| 有効性が期待される治療 | 抗ウイルス薬 | | | | |
| | | 抗体治療 | | 抗炎症治療 | |

| Entry to the cell | Viral replication | Host immune response |
|---|---|---|
| ACE receptor inhibitors | RNA polymerase inhibitors | Immunomodulators |
| Angiotensin II receptor blockers | Remdesivir | Tocilizumab |
| Fusion inhibitors | Ribavirin | Sarilumab |
| Uminefovir | Favipiravir | Adalimumab(TNF inhibitor) |
| Baricitinib | Protease inhibitors | IFN |
| Monoclonal antibodies | Lopinavir | Corticosteroids |
| | Darunavir | |

☐ −適応承認

**図42 治療薬の選択および候補**[24]

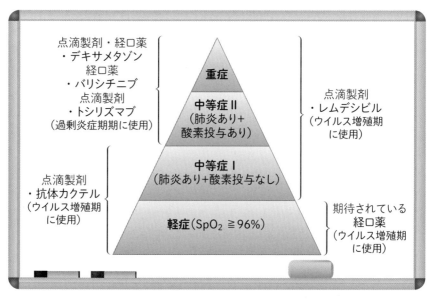

**図43 COVID-19の治療薬（日本における標準治療薬）**

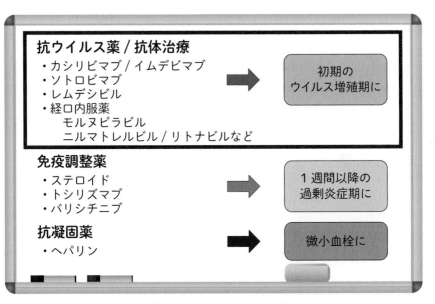

**図44** 薬物治療（標準治療薬）

うな抗炎症薬を入れる，という順番です．この中で言うとトシリズマブ
はまだ承認されていません（1月に承認されました）．私個人の意見と
しては，軽症に対する一部の効果がはっきりしていない経口薬を承認す
るよりもまずはトシリズマブを承認していただきたいと思っています．
　まとめますと薬物治療は，初期の間は抗ウイルス薬・抗体治療，重症
化した際には免疫をおさえる薬剤，抗凝固療法は入院患者にはだいたい
一貫して行うということになります（**図44**）．それでは，まずは軽症に
対する治療薬からみていきましょう．

## ◯ 軽症者の治療薬①モノクローナル抗体療法

　いわゆる抗体カクテル療法と言われてますが，モノクローナル抗体療
法というのが正しい言い方です．人工的に作られた COVID-19 に対す
る抗体を用います．カシリビマブとイムデビマブという2種類の抗体を
混ぜて使うためカクテル療法と呼ばれていますが，必ずしもすべてのモ
ノクローナル抗体がカクテルではないため，抗体カクテル療法＝モノク

## 緊急使用承認の根拠になったフェーズ 3 試験（二重盲検）

- 18 歳以上の重症化因子を 1 つ以上有する COVID-19 患者 4,057人
  - 発症 7 日以内，確定診断 3 日以内

| | 600 mg カシリビマブ /<br>600 mg イムデビマブ<br>（静脈内） | プラセボ | 1,200 mg カシリビマブ /<br>1,200 mg イムデビマブ<br>（静脈内） | プラセボ |
|---|---|---|---|---|
| n | 736人 | 748人 | 1,355人 | 1,341人 |
| COVID-19<br>関連の入院<br>または全死亡 | 7(1.0%) | 24(3.2%) | 18(1.3%) | 62(4.6%) |
| 相対リスク減少 | 70%(p=0.0024) | | 71%(p<0.0001) | |
| 29日目までの<br>死亡 | 1(0.14%) | 1(0.13%) | 1(0.007%) | 3(0.22%) |

(Weinreich DM, et al. N Engl J Med. 2021; 385; e81)[25]

**図 45** カシリビマブ/イムデビマブ（ロナプリーブ®）

ローナル抗体療法ではありません．メディアでもこの点は誤解して伝えている場合があります．ロナプリーブ®は 2 種類をカクテルした抗体です．アメリカにはこれよりも前にできた薬剤もありますが，デルタ株の時点ですでに耐性が確認されているため，すでに使えなくなっています．カシリビマブ / イムデビマブは我々も第 5 波の時に投与しました．図 45[25] に示した，先日 NEJM に掲載の二重盲検での第 3 相試験の結果では，重症化リスクを擁する軽症者に，発症 7 日以内に投与すると効果があるとされています．その効果とは，発症早期の軽症のうちに，重症化リスクのある方に対して行うことで，70%の入院または死亡リスクを相対的に下げることができるという結果です．

　もう 1 つがソトロビマブ（ゼビュディ®）で，オミクロン株の拡大に伴い，これから重要になってくる薬です．図 46[26] に 2021 年 11 月に NEJM に出たばかりの第 3 相試験の結果を示します．やはり重症化リスクを持つ COVID-19 患者に対し発症 5 日以内の投与で試験が行われています．プラセボに比べ，約 80%の入院または全死亡を減少させたと報告されました．したがって，抗体カクテルまたはモノクローナル抗

## COMET-ICE（フェーズ 2/3 試験, 二重盲検）

- 18 歳以上の重症化因子を 1 つ以上有する COVID-19 患者 1,057人
  - 発症 5日以内

|  | 500 mg ソトロビマブ<br>（静脈内 30 分以上） | プラセボ |
|---|---|---|
| n | 528人 | 529人 |
| 29日以内の COVID-19<br>関連の入院<br>または全死亡 | 6(1%) | 30(6%) |
| 相対リスク減少 | 79%(p<0.001) | |
| 29日目までの死亡 | 0 | 1(0.002%) |

(Gupta A, et al. N Eng J Med. 2021; 385: 1941-50)[26]

**図46 ソトロビマブ（ゼビュディ®）**

体治療は 70〜80％の入院・全死亡を減らす効果が，重症化リスクのある軽症者，特にワクチン未接種者には期待できると考えられます．

## ○ オミクロン株への効果

モノクローナル抗体療法は変異ウイルスにも効果が期待できますが，薬剤と投与する対象をどのように選択するかがとても重要です．先に承認されたロナプリーブ®は変異の部位と試験管内の実験結果より，オミクロン株には効果がないと推定されています，一方で，ゼビュディ®は効果がオミクロン株にも維持されていると考えられています．ゆえに，この 2 剤の使い分けが第 6 波の肝になってきます（**図 47**）[25-30]．もし診療時にデルタとオミクロンの判断がすぐに可能であればロナプリーブ®を使うインセンティブもあるかもしれませんが，判断が難しかったり，疫学的にオミクロン株に置き換わっていく場合には，ロナプリーブ®の出番はもうなくなってしまうでしょう．

モノクローナル抗体療法は，今後感染の中心がオミクロン株に変わっ

# 両抗体治療薬とも変異ウイルスにも効果あり

| PANGO 系統 | 主な変異 | 感受性低下 |
|---|---|---|
| B.1.1.7（英国由来） | N501Y | 2 倍以上の感受性低下なし |
| B.1.351（南アフリカ由来） | K417N,<br>E484K, N501Y | 2 倍以上の感受性低下なし |
| P.1（ブラジル由来） | K417T+E484K | 2 倍以上の感受性低下なし |
| B.1.427/B.1.429<br>（カルフォルニア由来） | L452R | 2 倍以上の感受性低下なし |
| B.1.526（ニューヨーク由来） | E484K | 2 倍以上の感受性低下なし |
| B.1.617.1/B.1.617.3（インド由来） | L452R+E484Q | 2 倍以上の感受性低下なし |
| B.1.617.2（インド由来） | L452R+K478T | 2 倍以上の感受性低下なし |

ロナプリーブ® はオミクロン株には効果がないかもしれないがゼヴュディ®は OK

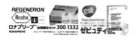

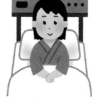

★カシリビマブ・イムデビマブ
　… 投与 28 日後までの入院と死亡を 70%減少させた

★ソトロビマブ
　… 投与 29 日内での入院と死亡を 85%減少させた

★デルタ株に対しての有効性 … 両薬剤ともを保っている
　オミクロン株に対する効果
　… カシリビマブ・イムデビマブは試験管内で減弱している

**図47** 変異ウイルスに対する効果[25-30]

ていくのかデルタ株のままなのかによって選択薬が変わってきます．い
ずれにしても，外来の軽症者に対して重症化を防ぐ承認薬の１つです（内
服薬承認のため唯一ではない）．原則として，重症化リスクが１つでも
ある場合に，できるだけ早く７日以内に投与します．点滴投与が基本で
すが，ロナプリーブ®は皮下注射４回でも効果が認められています．点
滴の場合，滴下後１時間経過観察が必要で，アナフィラキシーのような
infusion reaction が出る場合があるため要注意とされています．酸素
投与が必要なほど重症化した患者はおそらく自分の体内で抗体ができは
じめていることからもはや意味が少ないのではないかと推測できますし，
重症化患者への投与でむしろ症状が悪化したという報告もあることから，
重症化患者には投与しないことになっています．海外では免疫不全者な
ど抗体が上がっていない場合に，重症化しつつある段階で投与するケー
スもあるようですが，本邦での原則として軽症者の発症早期への投与と
なっています（図48）．

## ワクチンとモノクローナル抗体療法

　ワクチンは，モノクローナル抗体療法を行った場合は90日以上あけ
てから接種をするように推奨されていましたが，米国からの最新情報で
は，その必要もなくなっているようです（図49）[31]．また，ワクチン接
種済みの人には必ずしもこの薬は必要ないのではないかという声もあり，
私も相対的な必要性は低いと思っています．経口薬含め，臨床試験はワ
クチン未接種者を対象に行われているため，ワクチン接種者に対して治
験結果ほど高い重症化や死亡の抑制効果があるとはあまり思えませんが，
ワクチン接種歴やCOVID-19罹患歴に関係なく投与可能です．１つの
論文[31]ではワクチン接種者のブレイクスルー感染においても入院リス
クを減らす効果が示されています．要するに，抗体療法薬の在庫がどれ
だけあるのか，医療経済的な側面も併せてどの程度投与可能なのかによ
って投与できる対象は変わってくるでしょう．在庫が少なく，一部の患
者にしかアクセスできないのであれば，まずはワクチン未接種の重症化
リスクがある患者にリソースを優先すべきです．

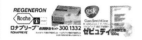

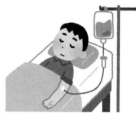

・原則として重症化リスクが1つでも
ある外来軽症者に発症からできるだ
け早く，7日以内に投与する
・点滴静注が基本
　：皮下注も可能だが局所反応が増える：2.5mL/箇所 × 別々
　の4箇所
　：点滴は30分程度で行い，その後1時間経過観察が必要
　…infusion reaction（0.2%）やアナフィラキシーに注意

＊重症化した患者には投与しない
　… 高流量酸素や人工呼吸器管理を要する患者で症状悪化の
　報告あり

## モノクローナル抗体療法

・外来軽症者に対して重症化を防ぐ質の高いエビデンス
　がある現時点で唯一の承認薬である

・原則として**重症化リスクが1つでもある外来軽症者に
発症からできるだけ早く，7日以内に投与**する

・点滴静注が基本
　点滴は30分程度で行い，その後
　1時間経過観察が必要 − infusion reaction（0.2%）や
　アナフィラキシーに注意する

・重症化した患者には投与しない

**図48** 治療

JCOPY 498-02140

## モノクローナル抗体とワクチン

- ワクチン接種歴や COVID-19 罹患歴に関係なく投与可能
- ワクチン完了者のブレイクスルー感染においても入院リスクを減らす効果は示されている

モノクローナル抗体療法を投与した場合，COVID-19 ワクチンは 90 日以上間隔をあけてから接種することになっていた

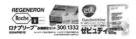

- ワクチン接種歴や COVID-19 罹患歴に関係なく投与可能
  しかし優先されるべきは

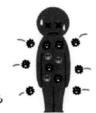

  ... ワクチン未接種者
  ... 重症化リスクの高い患者
  ... 免疫不全者　だろう

- ワクチン完了者のブレイクスルー感染においても
  入院リスクを減らす効果は示されている

- COVID-19 ワクチン接種

  ... モノクローナル抗体療法を投与したら

    ⇒90 日以上間隔をあけてから接種（現実は必須ではない）

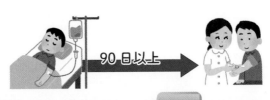

90 日以上

**図49** モノクローナル抗体とワクチン[31]

## ○ 軽症者の治療薬②抗ウイルス薬　モルヌピラビル

-------------------------------------------------------------

　次にちょうど承認されたばかりの新薬である抗ウイルス薬の話をします．モルヌピラビルは経口薬で，ヌクレオチドアナログ型の抗ウイルス薬でウイルスの RNA ポリメラーゼを阻害してウイルスの増殖を防ぐ薬です．ファビピラビル（アビガン®）に近いイメージでしょうか．デルタ株にも有効であり，オミクロン株にも恐らく有効であるとされています（**図 50**）[32]．1 日 2 回 5 日間投与することになっていますが，カプセルがとても大きく，懸濁して投与も難しいそうで，高齢者は飲めないのではないかと話題になっています．この薬は，メルク社のプレス報告ではもっと高い有効性が報告されていましたが，現在報告されている論文では入院リスクを 30％減少させると出ています．対象は抗体療法と同じく，あくまで軽症者，発症 5 日以内の患者に限るもので，すべての患者に投与するものではありません．

　他にも現在開発中の薬剤はあり，複数の経口薬が治験されています（**図51**）．おそらく，まもなくファイザー社のプロテアーゼ阻害薬も市場に出てくるのではないかと思います．

　ウイルスは人の体内に入り，プロテアーゼでタンパク質を合成して，自分の体を作り増殖していくのですが，そのプロテアーゼや遺伝子の複製をブロックするのがこれらの新薬の作用機序です（**図 52**）．

　遺伝子複製を防ぐポリメラーゼ阻害薬のモルヌピラビルに話を戻すと，先日（2021 年 12 月 16 日）NEJM に（**図 53**）[32] のデータが報告されました．経口薬投与群の方が入院・死亡リスクを 30％減少させています．この試験の段階では副作用はプラセボ群と変わらなかったということです．これはデルタ株感染を中心に行われている臨床試験なので，デルタ株には有効と考えられますが，作用機序的にオミクロン株や変異ウイルスにも効果が期待できるものです．注意点としては，妊婦は試験対象から除外されているため，現時点では妊婦への投与はできません．そして現時点では服用者からの授乳も禁止されています．さらに薬剤に生殖毒性があるため，今のところ生殖年齢の患者にはしばらくの避妊を指導することが必要です．この辺りもアビガンに似ている薬剤だなと思いますね．試験対象であったのは重症者リスクとなる肥満や糖尿病，COPD

・ヌクレオチドアナログ型の抗ウイルス薬
・デルタ株にも有効
・1日2回5日間服用

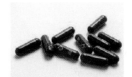

第3相試験（以下，メルク社プレス報告）

重症化リスクのある軽症者へ，早期投与（5日以内）
入院リスクを30%減，プラセボ群にだけ死亡者

 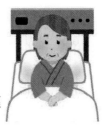

# モルヌピラビル

・COVID-19 増殖を防ぐ
　ヌクレオチドアナログ型の経口抗ウイルス薬

★大規模2重盲検RCT
　・重症化リスクがあるワクチン未接種の軽症患者
　　800 mg を1日2回5日間服用
　　⇒発症5日以内の服用：入院や死亡のリスクを
　　　30%減らした
　・副作用：プラセボと変わらず

図50 夢の新薬登場!?　molnupiravir[32]

## 期待される効果は？

・抗インフルエンザ薬のように，ウイルス減少効果に加えて，
　曝露後発症予防効果（濃厚接触者用）や重症化予防効果が期待される

| 企業 | 薬品名 | 作用機序 | 申請 |
|---|---|---|---|
| 富士フイルム富士化学 | ファビピラビル<br>（商品名：アビガン） | RNA<br>ポリメラーゼ阻害 | 見送り |
| メルク社，MSD | モルヌピラビル<br>（EIDD-2801/MK-4482） | | 2021年承認 |
| ロシュ社，中外製薬 | RO7496998（AT-527） | | 2022年予定 |
| ファイザー社 | パクスロビド<br>（PF-07321332/リトナビル） | 3CL<br>プロテアーゼ阻害 | 2021年内目標 |
| 塩野義製薬 | S-217662 | | 2021年内目標 |

**図 51** 臨床試験が進行中の軽症者向け経口薬

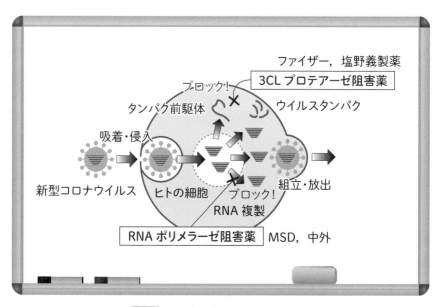

**図 52** 開発中の新型コロナ経口薬

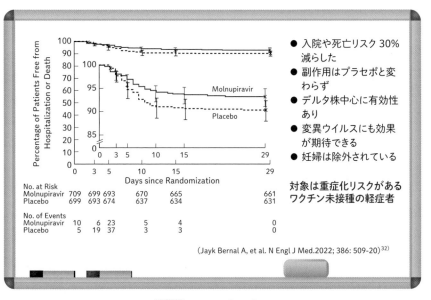

図 53 モルヌピラビル

など何か1つ以上がある発症早期，ワクチン未接種の軽症者です．

## ◯ ニルマトレルビル / リトナビル（パクスロビド®）

　もう1剤がニルマトレルビル / リトナビル（パクスロビド®）という薬です．これはウイルスのプロテアーゼを阻害する，これまで HIV 治療薬で開発されてきた機序の薬剤で，合剤になっているリトナビルはまさに HIV 治療薬です．リトナビルは古くから使われてきた薬剤ですが，今でも使われている理由は，短所を逆利用することで立ち位置を確立している薬剤なのです．とても薬剤同士の相互作用が強いという欠点があり，本来は消えていく運命にあったと思うものなのですが，投与量を減らし，他のプロテアーゼ阻害薬と合剤にすると，合わせたほうの薬剤の効果を安定させ高めることができるのです．コロナにも効くかもしれないと当初に期待された HIV 治療薬のカレトラ®はロピナビルというプロテアーゼ阻害薬にリトナビルが配合されて合剤となっています．これでロピナビルの濃度が安定して HIV に安定した効果が得られます．こ

れをリトナビルブーストと私たち HIV を診療するものの間で言われて
きたものです．今回もニルマトレルビルの血中濃度を安定させるために
リトナビルがブーストされて用いられています．しかしながら，リトナ
ビルは薬剤相互性が強いため，他の薬剤との飲み合わせが非常に難しい
です．高齢者や心不全，腎障害などの既往は重症化のリスクになるもの
の，複数の薬剤を慢性治療にすでに服用していることでしょう．またプ
ロテアーゼ阻害薬は脂質や糖質代謝異常を起こすことがあるため糖尿病
も注意が必要となります．こうした既往のある方，本来服用させたい患
者に限って，投与制限が出てくるのではないかと思います．まだこの薬
剤に関する臨床試験は論文化はされていませんが，ファイザー社のプレ
ス報告では入院，死亡リスクを 89％減らしたという非常に魅力的なデ
ータが出ています．数字の比較上はモルヌピラビルを上回りますが，直
接の比較試験は行われていませんので実際の効果はどちらが上かという
のはわかりません．また，メルク社もプレス報告時点ではより高い有効
性を示した数字であったのに，論文化されると下方修正されていました，
ファイザー社も今後論文化された際に変わってくる可能性があります．
いずれの薬剤も元値はおそらくかなり高価な薬剤でもあるため，一部の
患者に処方は限定して 2 剤を選択的に分けて使用していくというのが現
実的ではないかと思います．つまり，その薬剤選択に臨床医の知識が試
されることになってくるため薬剤に対する正しい理解が必要です．今ま
で散見されたインフルエンザ陽性者にタミフル®などの抗インフルエン
ザ薬を処方するような，陽性患者に片っ端から投与するような使い方は，
いくら公費で賄われるとはいえ，物を辿れば財源は税金ですし，薬価を
考えるとそれは許されないように思います．それに乱発すれば感染症治
療薬は薬剤耐性という問題も懸念されます．また，コロナに対する薬剤
耐性のみならず，パクスロビド®は抗 HIV 作用があるため，HIV 患者
に対して短期間適当に使ってしまうと HIV への耐性ができてしまう可
能性があり，やはり適正使用が極めて重要に思います．現時点では，重
症化リスクのある軽症患者の重症化予防という目的に絞って行うべきで
す．また，今のところ，抗体療法などとの併用は試験も行われておらず，
推奨されません．どれか 1 剤を賢く使っていくことが必要です（図 54）[33]．

JCOPY 498-02140

治療

## ニルマトレルビル / リトナビル　パクスロビド®

- ・ウイルスの 3CL プロテアーゼを阻害することで
　　COVID-19 の増殖を防ぐ経口抗ウイルス薬

### 総額 8 万円!?

- ・ウイルスの 3CL プロテアーゼを阻害
- ・リトナビルは歴史のある HIV 治療薬
　　薬剤の代謝を弱め，相方の血中濃度を維持する役割がある
（⇄ 一方で薬剤相互作用が問題になる）

- ・P：重症化リスクがあるワクチン未接種の軽症患者
- ・I, C：大規模 2 重盲検 RCT（1 回 3 錠を 2 回　5 日間服用）
- ・O：入院や死亡リスクを 89% 減らした
- ・副作用はプラセボと変わらず

### ★大規模二重盲検 RCT

- ・重症化リスクがあるワクチン未接種の軽症患者
　　1 回 3 錠を 2 回　5 日間服用
　　⇒ 発症 3 日以内の服用：入院や死亡リスクを 89% 減らした
- ・副作用：プラセボと変わらず
- ・5 回以内の服用でも効果が確認されている
　　＊ただし，いずれもメーカーからのプレスリリースの段階
- ・噂では総額 8 万円

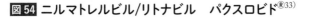

図54 ニルマトレルビル/リトナビル　パクスロビド®[33]

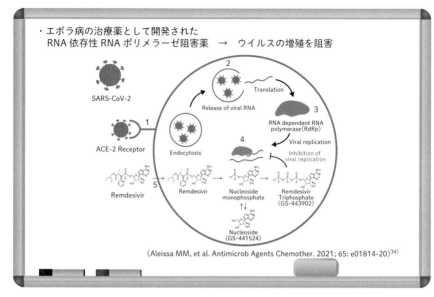

・エボラ病の治療薬として開発された
　RNA 依存性 RNA ポリメラーゼ阻害薬　→　ウイルスの増殖を阻害

(Aleissa MM, et al. Antimicrob Agents Chemother. 2021; 65: e01814-20)[34]

**図 55 レムデシビル（ベクルリー®）**

## ○　中等症治療薬①レムデシビル

　　次にレムデシビルです．レムデシビルは使用できるようになってから
すでに 1 年以上経っており，私たちも多くの患者さんに投与してきまし
た．もともとエボラ病の治療薬として開発された薬剤ですが，リポジシ
ョニングで，RNA ポリメラーゼつまり核酸の合成を阻害する機序の，
抗ウイルス薬の 1 つです（図 55）[34]．

　　図 56 [35-39] の通りたくさんの臨床試験が行われてきましたが，このう
ち重要なのが ACTT-1 という試験です．アメリカで行われた臨床試験
で，重症患者では死亡率にははっきりした有意差はつかなかったのです
が，投与群の方が重症からの回復が 10 日対 15 日とやや早まるほか，
少し酸素投与が必要な程度の重症化する前の患者では死亡率にも有意差
を認めたと報告されました．この結果が緊急使用承認のきっかけとなり
ました．一方で，その後 WHO 主体で行われた Solidarity 試験ではレ
ムデシビルには効果がなかったという結果でした．死亡率はレムデシビ
ルとプラセボあるいは標準治療で差がなかったと報告されたのです．こ

| | ACTT-1 | NCT04257656 | GS-US-540-5774 | SOLIDARITY | DisCoVeRy |
|---|---|---|---|---|---|
| n | 1,062人<br>・Remdesivir 541人<br>・Placebo 521人 | 237人<br>・Remdesivir 158人<br>・Placebo 79人 | 596人<br>・5日投与 199人<br>・10日投与 197人<br>・標準治療 200人 | 5,451人<br>・Remdesivir 2,743人<br>・標準治療 2,708人 | 832人<br>・Remdesivir 414人<br>・標準治療 418人 |
| 重症度 | Mild～Severe | Severe | Moderate | Moderate -Critically ill | Moderate ～Severe |
| 年齢 | 約59歳 | 約64歳 | 約57歳 | 約56歳 | 約64歳 |
| 性別 | 男性約64% | 男性70% | 男性約61% | 男性約62% | 男性約70% |
| 発症日からの日数 | 約9日 | - Remdesivir 9日<br>- Placebo 10日 | 約8-9日 | – | 約9日(7.0-12.0) |
| ステロイド使用 | - Remdesivir 21.6%<br>- Placebo 24.4% | - Remdesivir 65%<br>- Placebo 68% | - 5日/10日15/17%<br>- 標準 19% | - Remdesivir 47.8%<br>- 標準治療 47.6% | - Remdesivir 39.6%<br>- 標準治療 40.4% |
| 臨床的改善 | - Remdesivir 10日<br>- Placebo 15日 | - Remdesivir 21日<br>- Placebo 23日 | - 5日投与 OR 1.65<br>(11-day) | | 有意差なし |
| 死亡率 | - Remdesivir 11.4%<br>- Placebo 15.2%<br>(29-day) | - Remdesivir 14%<br>- Placebo 13%<br>(28-day) | - 5日投与 1%<br>- 10日/標準 2%<br>(28-day) | - Remdesivir 12.5%<br>- Placebo 12.7%<br>(院内死亡率) | - Remdesivir 8%<br>- Placebo 9%<br>(29-day) |
| その他 | 低流量酸素投与群で死亡率も有意差あり 非酸素投与/高流量酸素投与/MV/ECMO群は有意差なしだが、Underpoweredの可能性 | 10日以内Remdesivirを開始すると臨床的改善が早い可能性 Underpowered | 5日投与群は、標準治療群と比較して、Day11での症状の改善が早かった 10日投与群では有意差なし | MV使用例におけるRemdesivir投与開始の有用性は低い 発症日から投薬開始までの日数が不明 | 7日以内のRemdesivir開始が望ましく、酸素需要が必要な患者では効果が乏しい可能性 MVやECMOへの進行を遅らせる可能性 |

MV: mechanical ventilation　　ECMO: extracorporeal membranous oxygenation

図56 Remdesivir RCT Summary [35-39]

の結果を受けて WHO はレムデシビルを積極的に推奨していません. さて, どうしてこのように研究間で結果に差が出てしまうのでしょうか? 詳細は後述しますが, とりあえず, 申し上げておきたいのは, 先ほどお話しした病態生理に基づく薬剤投与が大切なのかなと思っています.

レムデシビルは投与初日に 200 mg を loading dose として入れ, 2日目以降は 100 mg を 4 日間投与します(図57)[11,40]. 私の印象としては, 特に重篤な副作用は起きにくく安全性は高い薬剤だなと感じてます. 最初に危惧していたほど肝障害や腎障害を経験していません. ときどき, 心拍数 30～40 程度の重度の徐脈を引き起こす場合がありますが, 薬剤中止になるようなケースは経験していません.

基本は 5 日間投与ですが重症例では 10 日間まで認められています. ただし, 後で説明しますが私は 5 日間しか使いません (図58). 使用開始当時は副作用頻度がわかっていなかったため連日採血の必要がありましたが, 現在は定期的な採血で問題ございません. 特に注意が必要なのは肝機能障害で, 高度な腎障害の既往がある患者にも投与が難しい場合

・投与方法： 成人および体重 40 kg 以上の小児には投与初日に 200 mg を投与 2 日目以降は 100 mg を 1 日 1 回点滴静注する 5 日間
重症例では 10 日間まで

・2021 年 1 月の添付文書改訂で適応は「SARS-CoV-2 による感染症」に変更された

・急性腎障害，肝機能障害，PT 延長などがあらわれることがあるので定期的に採血

・その他，嘔気などの消化器症状，重度の徐脈を起こすことがある

**副作用**

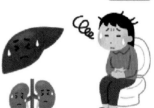

治療

・肝障害・消化器症状・静脈炎がある
・腎障害患者への投与に懸念あり
 … シクロデキストリンが添加されているため VRCZ 同様に
＊投与に際しては定期的な採血による肝腎機能をモニターする
 … 肝酵素が正常の 5 倍以上で中止
 … 異論もあるが高度の腎障害のある患者では投与しない

筆者は明らかな中止に至る有害事象を現在のところ経験していない
しかし，徐脈をしばしば経験 ⇒ 同様の報告がある

**図57** レムデシビル（ベクルリー®)[11, 40]

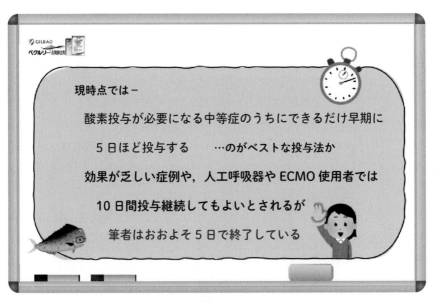

**図58** 治療

があります．

　**図59**[35)] に重要な研究である ACTT-1 の結果を示します．ポイント
は囲んである部分，発症 10 日目よりも前と後それぞれに投与した場合
の比較で，10 日未満の投与では回復傾向が有意に高くなっています．

　一方，Solidarity 試験結果（**図60**）[38)] をみますと，酸素投与が必要な
重症例ではまったく差が出ないことがわかります．病態生理的に，
COVID-19 はウイルスが増殖して，炎症が悪化することで重症化しま
す．したがって，発症早期に抗ウイルス薬，後期には抗炎症薬が有効と
考えられ，重症化して炎症が進んだ段階でレムデシビルを投与しても症
状を抑える効果はあまり期待できないのだと私は推測しています．

　こちらは小規模な研究ですが，老人ホームのワクチン未接種入居者
54 名を対象に，発症から 48 時間以内にレムデシビルを投与した試験で，
投与群の方が生存率が 17 倍高いという報告があります（**図61**）[42)]．レ
ムデシビル投与開始までは平均 2.4 日で，投与が早いほど効果が高まる
と報告されています．

★ ACTT-1〜大規模ランダム化比較試験〜

・死亡率に差はないが，入院期間を 5 日ほど短縮する

・発症から 10 日以内に投与する方が効果が高い

・酸素投与を要するが人工呼吸は不要な患者群

　… 死亡率低下あり

一方人工呼吸器や ECOM を要する患者群

　… 回復を早める効果すら得られていない

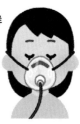

## Remdesivir RCT: ACTT-1

発症から 10 日以内に投薬を開始した患者の方が，効果が高そう

| Subgroup | No. of Patients | Recovery Rate Ratio (95% CI) | |
|---|---|---|---|
| All patients | 1,062 | | 1.29 (1.12-1.49) |
| Geographic region | | | |
| North America | 847 | | 1.30 (1.10-1.53) |
| Europe | 163 | | 1.30 (0.91-1.87) |
| Asia | 52 | | 1.36 (0.74-2.47) |
| Race | | | |
| White | 566 | | 1.29 (1.06-1.57) |
| Black | 226 | | 1.25 (0.91-1.72) |
| Asian | 135 | | 1.07 (0.73-1.58) |
| Other | 135 | | 1.68 (1.10-2.58) |
| Ethnic group | | | |
| Hispanic or Latino | 250 | | 1.28 (0.94-1.73) |
| Not Hispanic or Latino | 755 | | 1.31 (1.10-1.55) |
| Age | | | |
| 18 to < 40 yr | 119 | | 1.95 (1.28-2.97) |
| 40 to < 65 yr | 559 | | 1.19 (0.98-1.44) |
| ≧ 65 yr | 384 | | 1.29 (1.00-1.67) |
| Sex | | | |
| Male | 684 | | 1.30 (1.09-1.56) |
| Female | 278 | | 1.31 (1.03-1.66) |
| Symptoms duration | | | |
| ≦ 10 days | 676 | | 1.37 (1.14-1.64) |
| > 10 days | 383 | | 1.20 (0.94-1.52) |
| Baseline ordinal score | | | |
| 4 (not receiving oxygen) | 138 | | 1.29 (0.91-1.83) |
| 5 (receiving oxygen) | 435 | | 1.45 (1.18-1.79) |
| 6 (receiving high-flow oxygen or noninvasive mechanical ventilation) | 193 | | 1.09 (0.76-1.57) |
| 7 (receiving mechanical ventilation or ECMO) | 285 | | 0.98 (0.70-1.36) |

0.33　0.50　1.00　2.00　3.00

Placebo Better　　Remdesivir Better

(Beigel JH, et al. N Engl J Med. 2020; 383: 1813-26)[35]

**図59 治療**

JCOPY 498-02140

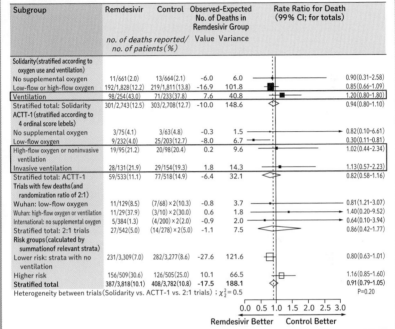

## Remdesivir RCT: Solidarity trial

人工呼吸管理が必要な最重症患者では，ウイルス増殖が少なく，抗ウイルス薬は有効ではない可能性が高い

| Subgroup | Remdesivir | Control | Observed-Expected No. of Deaths in Remdesivir Group | | Rate Ratio for Death (99% CI; for totals) |
|---|---|---|---|---|---|
| | no. of deaths reported/ no. of patients(%) | | Value | Variance | |
| Solidarity(stratified according to oxygen use and ventilation) | | | | | |
| No supplemental oxygen | 11/661 (2.0) | 13/664 (2.1) | -6.0 | 6.0 | 0.90 (0.31-2.58) |
| Low-flow or high-flow oxygen | 192/1,828 (12.2) | 219/1,811 (13.8) | -16.9 | 101.8 | 0.85 (0.66-1.09) |
| Ventilation | 98/254 (43.0) | 71/233 (37.8) | 7.6 | 40.8 | 1.20 (0.80-1.80) |
| Stratified total: Solidarity | 301/2,743 (12.5) | 303/2,708 (12.7) | -10.0 | 148.6 | 0.94 (0.80-1.10) |
| ACTT-1 (stratified according to 4 ordinal score lebels) | | | | | |
| No supplemental oxygen | 3/75 (4.1) | 3/63 (4.8) | -0.3 | 1.5 | 0.82 (0.10-6.61) |
| Low-flow oxygen | 9/232 (4.0) | 25/203 (12.7) | -8.0 | 6.7 | 0.30 (0.11-0.81) |
| High-flow oxygen or noninvasive ventilation | 19/95 (21.2) | 20/98 (20.4) | 0.2 | 9.6 | 1.02 (0.44-2.34) |
| Invasive ventilation | 28/131 (21.9) | 29/154 (19.3) | 1.8 | 14.3 | 1.13 (0.57-2.23) |
| Stratified total: ACTT-1 | 59/533 (11.1) | 77/518 (14.9) | -6.4 | 32.1 | 0.82 (0.58-1.16) |
| Trials with few deaths(and randomization ratio of 2:1) | | | | | |
| Wuhan: low-flow oxygen | 11/129 (8.5) | (7/68)×2 (10.3) | -0.8 | 3.7 | 0.81 (1.21-3.07) |
| Wuhan: high-flow oxygen or ventilation | 11/29 (37.9) | (3/10)×2 (30.0) | 0.6 | 1.8 | 1.40 (0.20-9.52) |
| International: no supplemental oxygen | 5/384 (1.3) | (4/200)×2 (2.0) | -0.9 | 2.0 | 0.64 (0.10-3.94) |
| Stratified total: 2:1 trials | 27/542 (5.0) | (14/278)×2 (5.0) | -1.1 | 7.5 | 0.86 (0.42-1.77) |
| Risk groups(calculated by summationof relevant strata) | | | | | |
| Lower risk: strata with no ventilation | 231/3,309 (7.0) | 282/3,277 (8.6) | -27.6 | 121.6 | 0.80 (0.63-1.01) |
| Higher risk | 156/509 (30.6) | 126/505 (25.0) | 10.1 | 66.5 | 1.16 (0.85-1.60) |
| Stratified total | 387/3,818 (10.1) | 408/3,782 (10.8) | -17.5 | 188.1 | 0.91 (0.79-1.05) |

Heterogeneity between trials(Solidarity vs. ACTT-1 vs. 2:1 trials)；$\chi^2_2 = 0.5$ P=0.20

0.0 0.5 1.0 1.5 2.0 2.5 3.0
Remdesivir Better　　Control Better

(WHO Solidarity Trial Consortium, et al. N Engl J Med. 2021; 384: 497-511)[38]

★ **SOLIDARITY 試験～WHO によるもう 1 つの大規模な非盲検 RCT～**

・**入院期間・死亡率における有用性は示されていない**

・**やはり人工呼吸を要するような重症者への有用性は低い**

＊使用については意見が割れている

 ・WHO ⇒ 使用を推奨していない！
　　… 死亡率低下や人工呼吸の回避のエビデンスが乏しい

・米国感染症学会・米国国立衛生研究所（NIH）
　⇒ 投与を推奨！

**図60** 治療[38]

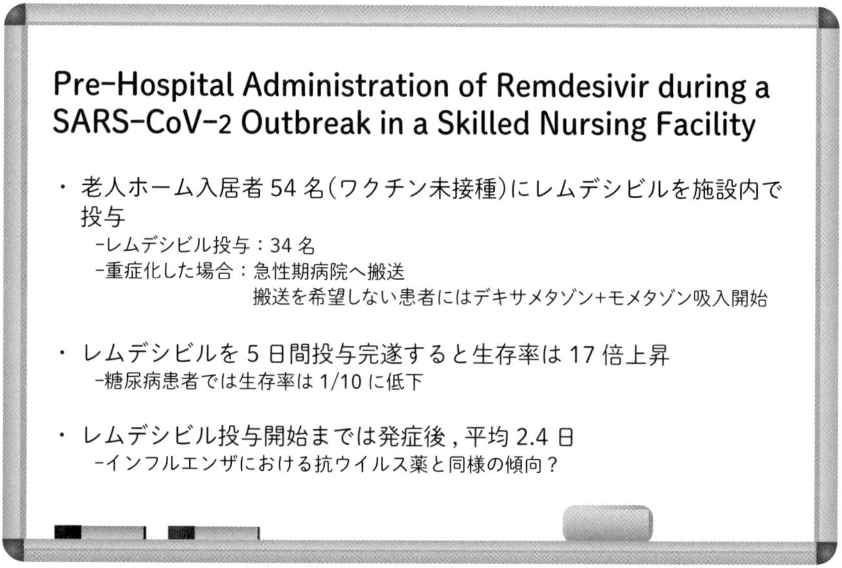

## Pre-Hospital Administration of Remdesivir during a SARS-CoV-2 Outbreak in a Skilled Nursing Facility

・ 老人ホーム入居者 54 名（ワクチン未接種）にレムデシビルを施設内で投与
　　-レムデシビル投与：34 名
　　-重症化した場合：急性期病院へ搬送
　　　　　　　　　　搬送を希望しない患者にはデキサメタゾン＋モメタゾン吸入開始

・ レムデシビルを 5 日間投与完遂すると生存率は 17 倍上昇
　　-糖尿病患者では生存率は 1/10 に低下

・ レムデシビル投与開始までは発症後, 平均 2.4 日
　　-インフルエンザにおける抗ウイルス薬と同様の傾向？

**図 61** 発症48時間以内の投与が理想？ [42]

## ○ 軽症者にも使える？

　　さらに，2021 年 12 月 22 日付で発表された最近の研究（図 62）[43] の結果を受け，NIH では重症化リスクがある軽症者への投与も推奨を出しています．今までは酸素投与を開始するくらいの中等症の段階，重症化の傾向がある段階で使う薬剤でしたが，この報告ではモルヌピラビルや抗体療法と同様に，重症化リスクのある軽症者に対し発症早期の段階で 3 日間投与すると入院イベントや死亡率を相対的に 87％減らすという結果が出ています．このことから NIH は抗体カクテル療法, 抗体療法, 経口薬と並んで重症化リスクのある軽症者に対しレムデシビルの使用を推奨する方針に変えました．日本ではこの適応は 2022 年 1 月に追加承認されています．重症化リスクのある患者が入院している場合，他の薬剤の在庫やアクセスを考えたうえで，レムデシビルを考えるのも一つの手かもしれません．

　　ただし，レムデシビルの投与が妥当か，適応症を慎重に考える必要があります．例えば，連日の点滴が必要ですので，外来や在宅では使いに

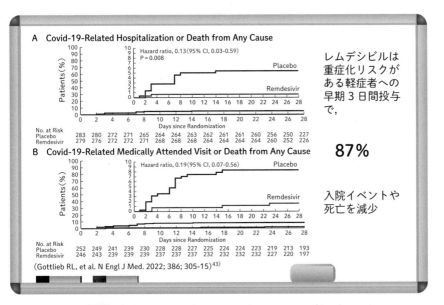

**A** Covid-19-Related Hospitalization or Death from Any Cause

Hazard ratio, 0.13 (95% CI, 0.03-0.59)
P = 0.008

No. at Risk
Placebo    283  280  272  271  264  264  262  261  261  260  256  250  227
Remdesivir 279  276  272  272  271  268  268  268  264  264  260  252  226

**B** Covid-19-Related Medically Attended Visit or Death from Any Cause

Hazard ratio, 0.19 (95% CI, 0.07-0.56)

No. at Risk
Placebo    252  249  241  239  239  230  228  228  224  224  223  219  213  193
Remdesivir 246  243  239  239  239  237  237  237  232  232  232  227  220  197

レムデシビルは
重症化リスクが
ある軽症者への
早期3日間投与
で,

**87%**

入院イベントや
死亡を減少

(Gottlieb RL, et al. N Engl J Med. 2022; 386; 305-15)[43]

**図62 重症化リスクがある軽症者へのレムデシビル**

くいですね．そして重度の腎障害の既往があると，シクロデキストリン
という添加物が使われているため使用できません．ただし，この件につ
いては実は大丈夫なのではないかという意見もあり，やや Controver-
sial です（**図63**）[34]．

　レムデシビルをまとめると，抗ウイルス薬であるため現時点では発症
早期の投与が良いと考えられます．臨床研究のエビデンスを加味すれば，
酸素投与開始くらいの段階で投与すると改善を早めると報告されていま
すので，適応症も重視するなら，中等症Ⅱでの投与が最も良い適応です．
人工呼吸器や ECMO 適応となっている症例ではほとんど効果は期待で
きないと思います．重症例では 10 日間まで延長可能とされていますが，
レムデシビル流通量，在庫の問題もあるため，より有効な患者に薬剤を
回したいため，5 日投与で十分ではないかと思います．コストも高い（1
本 6 万円以上）ですからね．また，重症化リスクのある軽症者への 3
日間投与も提案されてきているのが大きな話題の 1 つです（**図64**）[23, 44]．

・添付文書では，「重度の腎機能障害（成人，乳児，幼児及び小児は eGFR が 30 mL/min/1.73m$^2$ 未満，正期産新生児（7日〜28日）では血清クレアチニン 1 mg/dL 以上）の患者には「投与は推奨しない．**治療上の有益性が危険性を上回ると判断される場合にのみ投与を考慮す**ること．」と記載

・臨床試験で eGFR＜30 mL/min/1.73m$^2$ の人が除外されたため，腎障害のある人の安全性データがないため

**図 63** レムデシビルと腎機能障害[34]

・抗ウイルス作用を期待して投与を行う薬剤であり，ウイルス増殖期にできるだけ早期投与（理想は発症 2 日以内，遅くとも 7 日以内）が望ましい

・重症化リスクのある中等症 I では，臨床症状や重症化の抑制，死亡率の改善を期待できる

・高流量酸素投与，機械換気や ECMO を受けている最重症患者ではメリットは乏しい

・発症 7 日以内の中等症 II 以上では，ステロイド治療への先行 or 同時投与が望ましい（後述）

・軽症者への 3 日間投与も提案されてきた！

・5 日間の投与を基本とするが，5 日目の時点で機械換気や ECMO を使用している患者では，10 日間の投与延長も考慮する

**図 64** レムデシビル まとめ[23, 44]

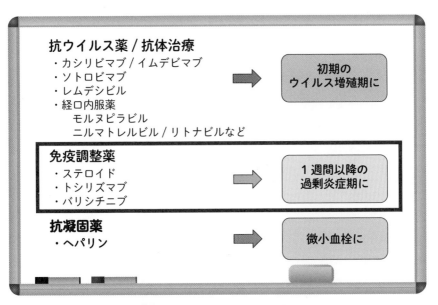

**図65** 薬物治療（標準治療薬）

## ○ 免疫調整薬①ステロイド

　　次は免疫調整薬の話に移ります（図65）．まずはステロイドです．先ほど治療経過の症例の際に述べた通り，最初，多くの人がステロイドは入れない方が良いと思っていました．SARS-CoV2ではなく，従来のSARSやMARSなどのコロナウイルスに対しては，ステロイドを使用するとウイルス排泄が遅れ期間が長引いたり，治療改善の有効性が示せなかった報告があり，今回のウイルスもこれらの類縁と考え，同様にステロイド使用についてはネガティブな意見となっていました．ただ，重症化患者に対し他の治療法がない以上，現場では使われていることも多かったと思いますし，私も院内でのしかるべき手続きや患者同意のもとで，使用していました

　　ステロイド薬の大きな転換点はデキサメタゾンの有効性を示したRECOVERY試験です（図66）[45]．デキサメタゾン 6 mg を 10 日間投与すると死亡率が下がると報告されました．この臨床試験を理解するうえでのポイントは，重症度が高くなるほど効果も高くなることです．レ

# Dexamethasone
## RECOVERY 試験

- COVID-19入院患者を対象とし，デキサメタゾンの効果を評価した英国における open-label RCT

- 2：1で通常治療群 vs. 通常治療群＋デキサメタゾン 6 mg/d 投与最大10日間まで継続に割付け，死亡率を比較．レムデシビルはデキサメタゾン群で 3 例，通常治療群で 2 例のみ

- 人工呼吸器使用群（特に効果が大きい）や酸素投与群で有意に死亡リスクを減らした 酸素投与不要群では有意差なし

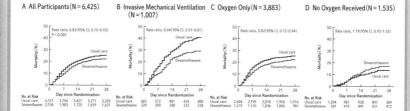

| Respiratory Support at Randomization | Dexamethasone | Usual Care | Rate Ratio (95% CI) | |
|---|---|---|---|---|
| | no. of events/total no. (%) | | | |
| Invasive mechanical ventilation | 95/324 (29.3) | 283/683 (41.4) | | 0.64 (0.51-0.81) |
| Oxygen only | 298/1,279 (23.3) | 682/2,604 (26.2) | | 0.82 (0.72-0.94) |
| No oxygen received | 89/501 (17.8) | 145/1,034 (14.0) | | 1.19 (0.92-1.55) |
| All Patients | 482/2,104 (22.9) | 1,110/4,321 (25.7) | | 0.83 (0.75-0.93) |
| | | | | P < 0.001 |

Chi-square trend across three categories: 11.6

(RECOVERY Collaborative Group, et al. N Engl J Med. 2021; 384: 693-704)[45]

# ステロイド

## ★ RECOVERY 試験

- デキサメタゾン 6 mg 10 日間投与
  - ⇒ 死亡率を下げるという効果が証明された
    - ：人工呼吸器を要する患者
      - … 約13%下げる（相対リスク 0.64）と高い効果
    - ：酸素投与や人工呼吸器を要さない患者
      - ⇒ 死亡率を下げる効果はない
- 症状の改善を早める効果や酸素需要の改善は示されていない

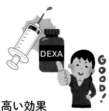

図66 治療[45]

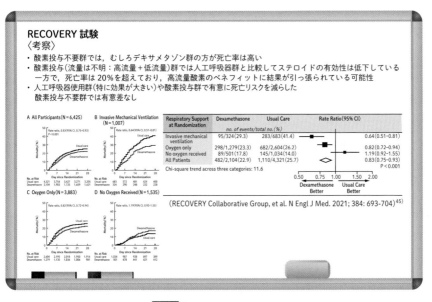

**図67** Dexamethasone

ムデシビルとは逆ですね．レムデシビルは軽症で，発症早期であるほど効果が高くなりますが，ステロイドは発症から時間が経ち，症状が重く炎症が悪化すると，より効果が大きくなります．図の通り，重症度が高くなるほど2群間の開きが大きくなってきます．

　一方で，酸素投与もしていないような軽症者ではステロイド投与群の方が死亡率が高くなっています（**図67**）[45)]．ゆえに軽症者に対する使用はリスクの方が上回る危険性があります．第4・5波の時に自宅療養者が重症化に陥るケースが発生しました．そういった在宅時の突然の重症化にステロイドを用いるのは正解だったと思いますが，中には軽症者に対しステロイドやそれに加えて，わざわざ抗菌薬，未承認の抗ウイルス薬をすべて使い，症状が悪化して紹介されてくるケースもありました．ステロイドは逆効果になる可能性もあるため，第6波においては重症化していないケースにステロイドを使うことは絶対にやめてください．もし，残念ながら在宅患者で重症化し，入院できないケースがあった場合に限りステロイドの検討も良いと思います．

　RECOVERY試験の結果で示唆されたのは，抗ウイルス薬非投与下

## RECOVERY 試験

### 抗ウイルス薬非投与下での，早期ステロイド投与は死亡リスクを上昇させる可能性がある

- 本試験当時は，デキサメタゾン群，通常治療群とともに抗ウイルス薬はほとんど投与なし
- デキサメタゾンは発症 7 日を超えてからの投与の方が効果が高い

| | Treatment allocation | |
|---|---|---|
| | Dexamethasone (n = 2,104) | Usual care (n = 4,321) |
| Follow-up forms received | 2079 | 4278 |
| Treatments given | | |
| Dexamethasone | 1975(95%) | 336(8%) |
| Lopinavir/ritonavir | 2(-0.5%) | 4(<0.5%) |
| Hydroxychloroquine | 17(1%) | 22(1%) |
| Azithromycin | 499(24%) | 1,082(25%) |
| Tocilizumab or sanlumab | 43(2%) | 128(3%) |
| Not recorded | 7(<0.5%) | 12(<0.5%) |

| Characteristic | Dexamethasone | Usual Care | RR(95% CI) |
|---|---|---|---|
| Age, years ($\chi^2$=4.9; p=0.03) | | | |
| <70 | 129/1,141(11.3%) | 428/2,504(17.1%) | 0.64(0.53-0.78) |
| ≥70 <80 | 155/469(33.0%) | 271/859(31.5%) | 1.03(0.84-1.25) |
| ≥80 | 198/494(40.1%) | 411/958(42.9%) | 0.89(0.75-1.05) |
| Sex ($\chi^2$=0.9; p=0.33) | | | |
| Men | 331/1,338(24.7%) | 782/2,749(28.4%) | 0.80(0.71-0.91) |
| Women | 151/766(19.7%) | 328/1,572(20.9%) | 0.90(0.74-1.09) |
| Days since symptom onset ($\chi^2$=12.3; p<0.001) | | | |
| ≤7 | 269/916(29.4%) | 500/1,801(27.8%) | 1.01(0.87-1.17) |
| >7 | 212/1,184(17.9%) | 604/2,507(24.1%) | 0.69(0.59-0.80) |
| Baseline risk ($\chi^2$=0.4; p=0.51) | | | |
| <30% | 150/1,268(11.8%) | 377/2,682(14.1%) | 0.83(0.69-1.00) |
| ≥30% <45% | 146/464(31.5%) | 334/878(38.0%) | 0.77(0.63-0.94) |
| ≥45% | 186/372(50.0%) | 399/761(52.4%) | 0.90(0.76-1.07) |
| All participants | 482/2,104(22.9%) | 1,110/4,321(25.7%) | 0.83(0.75-0.93) P<0.001 |

(RECOVERY Collaborative Group, et al. N Engl J Med. 2021; 384: 693-704)[45]

**図 68** Dexamethasone

での早期ステロイド投与は死亡リスクを上昇させる可能性があるということです（**図 68**）[45]．ぜひこれを理解し，適正使用に努めてください．

さて，RECOVERY 試験の対象はレムデシビルが使われていない人でした．併用しているケースについては実はよく研究されていませんが，千葉大学での観察研究の報告によるとステロイドを優先した人よりも，レムデシビルを先に使っている患者の方が，挿管率・ICU 入室率・ECMO 導入率を下げ，より望ましい結果が得られるとされています（**図 69**）[46]．あくまで観察研究ですので，質の高いエビデンスではなく，まだ実証とまではいきませんが，先ほどの病態生理から考えると，ウイルスが増殖してから続いて炎症が起き，悪化するため，抗炎症薬だけ入れて，感染症の原因への治療薬を先に入れなくてもいいのかどうか実際にはかなり不安があると思います．

ステロイドの投与量と期間ですが，デキサメタゾン 6 mg/d を 10 日間が現時点での標準治療となっています．ただし，RECOVERY 試験のデキサメタゾン群でも死亡率は 20% を超えており，依然としてかなり高いです．複数のメタアナリシスや臨床研究でも有効性が示されてい

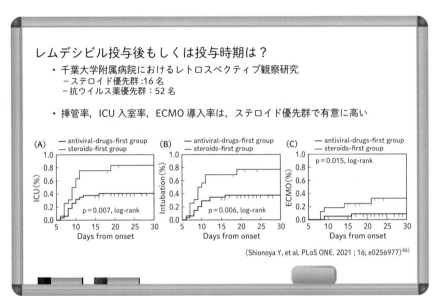

レムデシビル投与後もしくは投与時期は？
- 千葉大学附属病院におけるレトロスペクティブ観察研究
  - ステロイド優先群：16 名
  - 抗ウイルス薬優先群：52 名

- 挿管率，ICU 入室率，ECMO 導入率は，ステロイド優先群で有意に高い

(Shionoya Y, et al. PLoS ONE. 2021；16；e0256977)[46]

**図 69** ステロイドの適切な投与時期は？

るため，ステロイドがコロナの重症例に対して有効であることはほぼ間違いありませんが，デキサメタゾン 6 mg がベストなのかどうか，確立したわけではありません．ステロイドの投与量は，未だこれからの研究課題です．イランの研究グループによる，メチルプレドニゾロン 2 mg/kg とデキサメタゾン 6 mg の比較研究では，メチルプレドニゾロン群の方が臨床的改善や重症化抑制により有効であったという結果が出ています（図 70）[45, 47-50]．また，最近 JAMA に出た報告ではデキサメタゾン 12 mg とデキサメタゾン 6 mg の比較をした RCT では，有意差はないものの若干 12 mg 群の方が効果が高く，副作用の程度は変わらないという結果になっています．おそらく，呼吸器内科など間質性肺炎での診療経験の多い臨床医ならデキサメタゾン 6 mg では足りないのではないかと感じているのではないでしょうか．また，やはりステロイドを使う際には何らかの抗ウイルス薬を併用した方が良いのではないかとする観察研究もあります．重症例に対しステロイドが有効であることは確かですが，まだ検討すべき課題は複数残っているのです．
　図 71 [23, 45, 51-54] にステロイドについての情報をまとめました．投与量

- RECOVERY 試験の結果，デキサメタゾン 6 mg/d 推奨

- RECOVERY 試験では，デキサメタゾン群でも死亡率が 20%を超えており ステロイドの投与時期や投与量に関して症例毎に慎重に考慮する必要がある
  - 症例によっては，デキサメタゾン 6 mg/d では不十分な可能性？
  - デキサメタゾン 6 mg = mPSL 32 mg = PSL 40 mg

- イランの研究グループが行った，重症 COVID-19 患者に対する mPSL 2 mg/kg（n = 44）vs デキサメタゾン 6 mg/d（n = 42）の二重盲検 RCT では，mPSL 群で有意な臨床的改善や増悪抑制を認め，死亡率も mPSL で低い傾向（18.6% vs 37.5% p = 0.076）

- 有意差はないが 12 mg のデキサメタゾンの方が 6 mg/d よりやや効果が高い傾向

- ステロイドはレムデシビルの投与後あるいは同時の方が挿管率が低い観察研究

## ステロイド

- **重症例への効果は明らか … しかし，その至適投与量は不明**
    - ★ **RECOVERY 試験**
        - **… 死亡率は高く，デキサメタゾン 6 mg では少ないという意見も**

> ⇨ 筆者もそう感じている！

- ★ **動物実験 … mPSL の方が肺組織移行性がよい**
- ★ **重症例 … mPSL 2 mg/kg は**
                **デキサメタゾン 6 mg よりも臨床的改善がよい**

- ★ **デキサメタゾン 12 mg の方が 6 mg よりやや効果が高い傾向**
                                        **（有意差はない）**

**図70 ステロイドの適切な用量・種類は?** [45, 47-50]

## ステロイドまとめ（1）

- SARS や MERS に対するステロイド投与は，ウイルスのクリアランスを遅らせることから推奨されていない
- 一方，ARDS に対するステロイド投与に関するメタアナリシスでは，機械換気の管理期間や全死亡率を減少させる結果が示される
- RECOVERY ステロイド試験の結果，酸素需要の必要な COVID-19 患者に対するデキサメタゾンには生存率の改善効果を認めた
- ただし，酸素需要が不要な COVID-19 患者に対するデキサメタゾンには生存率の悪化傾向がみられる
- 酸素需要が不要な COVID-19 患者（特に発症 7 日未満）に対しては，レムデシビルなどの抗ウイルス薬投与の方が望ましく，ステロイド単独投与は増悪リスクを上げる可能性が示唆される

## ステロイドまとめ（2）

- RECOVERY 試験では酸素需要の必要な COVID-19 患者に対するデキサメタゾンに関しても死亡率は 20％を超えており，低流量酸素投与群よりも高流量酸素投与群や機械換気群など最重症 COVID-19 患者へのステロイド投与が望ましい可能性や症例によっては，より高用量のステロイドが望ましい場合もあると考える
- 高用量のステロイド投与に関して，海外でのステロイド・パルス量は mPSL 250 mg/日が一般的
- 日本集中治療学会からのガイドラインでも，日本のステロイドパルス用量でのエビデンスは不足していると言及
- COVID-19 に対するステロイドパルスを含む高用量ステロイドパルスが望ましい場合やデキサメタゾン 10 日間で病勢がコントロールできない場合などの推奨はなし
- ステロイド投与にあたっては，HBV および糞線虫（リスクあれば）スクリーニングが推奨され，その他は適宜，結核や単純ヘルペスの再燃・再活性化に注意する

## ステロイド

- 以上から筆者はこのようにすることがある．
  中等症 2 の症例…レムデシビルを極力併用
  最重症例…ステロイド薬を増量
  副作用対策…血糖管理と消化管潰瘍予防を適宜検討する
  　　…流行地では糞線虫過剰感染の予防も考慮
  また…重症で改善が遅い，以下のような時⇒PCP*予防の ST 合剤投与
  ・ステロイドの投与が延長される場合
  ・トシリズマブを併用する場合

*PCP…ニューモシスティス肺炎（Pneumocystis pneumonia）

**図71 ステロイド**[23, 45, 51-54]

については後程改めて解説しますが，パルス療法はやり過ぎではないかと思います．少なくとも，当院では最初からパルス療法をやることはなく，デキサメタゾン 6 mg と決めています．それでも肺炎像が改善しないような場合や，初期から重症で肺炎像がひどい場合には，メチルプレドニゾロン 2 mg/kg で治療しています．パルス療法に関しては，確実にコロナの増悪だとしか考えられないような初期治療に対し抵抗性を示すような場合にのみ，稀に行うことがあります．ステロイドを使う場合や，免疫抑制薬を併用する場合には必ず B 型肝炎のスクリーニングはしておいてください．ガイドラインや海外の指針では糞線虫もスクリーニングすべきとされています．感染リスクのある沖縄・奄美地方の人は調べておいた方が良いでしょう．日本ではむしろ結核の可能性の方が高いですが，スクリーニングするかどうかは難しいところです．インターフェロン - γ 遊離試験（IGRA）の結果がすぐに出ない施設も多いでしょうし，ステロイドの投与期間が 10 日で終了するような症例であれば，胸部画像での評価のみで，私たちは必ずしもやっていません．

## ○ 免疫調整薬②バリシチニブ

次に，バリシチニブです．リウマチ治療に用いる JAK 阻害薬という免疫調整薬ですが，使用承認のきっかけになったのは ACTT-2 試験です（図 72, 73）[41]．これは，コロナ感染症入院患者に対し，レムデシビル単体とレムデシビル・バリシチニブ併用と比較した試験で，全員レムデシビルは投与されていることがポイントです．ここで，併用群の方が回復までの期間が短く，特にハイフロー治療が必要な重症例で最も大きな差が出ると結果が報告されました．ただし，人工呼吸器患者は除外されています．この結果を受けて，日本でもステロイドが使えないような重症例に対し，レムデシビルとの併用でバリシチニブは承認が下りています．今でもこの適応は変わっていませんが，レムデシビルは必須なのか，またステロイド薬との併用は不可能なのか疑問が生じます．

そこで行われたのが COV-BARRIER 試験です（図 74）[55]．これは，ステロイドやレムデシビルを用いた標準治療にバリシチニブ併用をするかどうか比較したもので，多くの患者にステロイドが投与されています．

## バリシチニブ
- リウマチ治療に使用される JAK 阻害薬
  - ... 免疫調整作用
  - ...COVID-19 の細胞侵入を防ぐ in vitro 効果

## ACTT-2 試験
- COVID-19 入院患者を対象とし，レムデシビル（10 日以内）にバリシチニブ（14 日以内）またはプラセボを投与した二重盲検 RCT
- 1,033 人の患者（515 人：バリシチニブ群，518 人：プラセボ群）に割付け，プライマリアウトカムは回復までの期間，セカンダリアウトカムはランダム化から 15 日目の臨床状態

| 重症度 | 年齢 | 性別 | 発症日からの日数 | ステロイド使用 | | 臨床的回復 | | 死亡率(28-day) | |
|---|---|---|---|---|---|---|---|---|---|
| Moderate〜 Severe | 約 55 歳 | 男性 約 63% | 8 日(5〜10) | RDV + Bari vs RDV + Placebo | 10.9% 12.9% | （全体） RDV + Bari vs RDV + Placebo | 7 日 8 日 | （全体） RDV + Bari vs RDV + Placebo | 5.1% 7.8% |
| | | | | | | （HIV + HFOD 群） RDV + Bari vs RDV + Placebo | 10 日 18 日 | （低流量酸素投与群） RDV + Bari vs RDV + Placebo | 1.9% 4.7% |
| | | | | | | | | （HIV + HFOD 群） RDV + Bari vs RDV + Placebo | 7.5% 12.9% |

NIV: non-ivssive ventilation
HFOD: high flow oxygen devices

(Kalil AC, et al. N Engl J Med. 2021; 384: 795-807)[41]

図 72 レムデシビル+バリシチニブ

★ ACTT-2 試験(二重盲検 RCT)
- バリシチニブ(JAK 阻害薬) + レムデシビル
- : 4 mg 経口 / 日を最大 14 日間
... 入院を要する COVID-19 患者の回復を早める
... 特にハイフロー酸素や非侵襲換気の患者で効果が最大
▶ 8 日回復を早める
＊当初はステロイドと併用した場合の有害事象の評価が不透明だった
⇒ この臨床試験を根拠にレムデシビルとの併用のもと
ステロイドが使用できない場合に推奨されていた

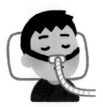

図 73 治療[41]

## レムデシビル＋バリシチニブ

### COV-BARRIER 試験

- COVID-19入院患者を対象とし，標準治療にバリシチニブまたはプラセボを最大14日間投与した二重盲検

- 1,525人の患者(764人：バリシチニブ群，761人プラセボ群)に割付け，プライマリアウトカムは28日目までに高流量酸素療法・非侵襲的人工呼吸・侵襲的機械換気・死亡のいずれかに移行した割合，セカンドアウトカムは28日目までの全死亡率

- 低流量酸素群が約64%，NIV・HFOD が約24%，非酸素投与群が12%(機械換気群なし)

| 重症度 | 年齢 | 性別 | 発症日からの日数(7日以上) | RDV使用 | ステロイド使用 | 侵襲的人工呼吸または死亡の複合エンドポイントへの到達率 | 全死亡率(by 28-day) |
|---|---|---|---|---|---|---|---|
| Moderate〜Severe | 約57歳 | 男性約64%(Bari) vs 約62%(標準) | 82.0%(Bari) vs 84.7%(標準) | 約18.4%(Bari) vs 約19.4%(標準) | 約80.3%(Bari) vs 約78.3%(標準) | 約27.8%(Bari) vs 約30.5%(標準) | 約8.1%(Baricitinib) vs 約13.1%(標準) |

NIV: non-invasive ventilation
HFOD: high flow oxygen devices

(Marconi VC, et al. Lancet Respir Med. 2021; 9: 1407-18)[55]

治療

### ★ COV-BARRIER 試験

- バリシチニブ+ステロイド(標準治療)vs 標準治療のみ
  - ：呼吸悪化の複合 … 差がない(プライマリーエンドポイント)
  - ：バリシチニブ併用の28日全死亡率…38%低下(セカンドアウトカム)
- 全患者の8割でステロイドが使用されている
  ⇒ ステロイドとの併用が望ましく
    レムデシビルとの併用は必須ではない
    と考えられるようになった

## ステロイド併用も可　レムデシビルなしも可　だろう

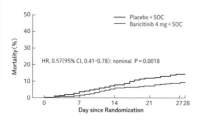

A Overall(Population 1)

Mortality(%)

HR, 0.57(95% CI, 0.41-0.78): nominal P=0.0018

Placebo + SOC
Baricitinib 4 mg + SOC

Day since Randomization

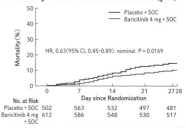

E Baseline systemic corticosteroid use(yes)

Mortality(%)

HR, 0.63(95% CI, 0.45-0.89): nominal P=0.0169

Placebo + SOC
Baricitinib 4 mg + SOC

Day since Randomization

| No. at Risk | | | | | |
|---|---|---|---|---|---|
| Placebo + SOC | 502 | 563 | 532 | 497 | 481 |
| Baricitinib 4 mg + SOC | 612 | 586 | 548 | 530 | 517 |

(Marconi VC, et al. Lancet Respir Med. 2021; 9: 1407-18)[55]

**図74** レムデシビル+バリシチニブ

治療

★ **COV-BARRIER 試験　つづき**

＊ 機械換気の症例は試験から除外されているため重症例の評価不明

＊ 経口薬 ⇒ 重症化した場合には使用しにくい

＊ 重症者でしばしば見られる腎機能障害で投与量の調整が必要

…以上から，承認薬であるが筆者はあまり使用していない
バリシチニブ群で感染症の増加は報告されていないが
使用に際しては B 型肝炎・結核の除外スクリーニングを行うこと

**図75 COV-BARRIER試験つづき**[55]

この結果，バリシチニブ併用群の方が 28 日の全死亡率が下がることがわかりました．そのため，今ではむしろバリシチニブはステロイドと併用することが望ましく，この試験で 20％ ほどしか併用されていなかったレムデシビルは必須ではないと考えられるようになりました．重症化しつつあるコロナ患者に対する治療としては，ステロイドを併用すべきであり，レムデシビルも必ず併用しなければいけないわけではなさそうです．

　人工呼吸器適応となるケースは除外されているため，バリシチニブは挿管されている患者への有効性は不明です．また，そもそもバリシチニブは経口薬であるため，挿管例では使いにくいと思います．加えて，重症例で並存しやすい腎機能障害がある場合には用量調節の必要があります（**図75**）[55]．そのため，実は当院では重症例に対してトシリズマブを併用することが多く，バリシチニブはあまり使っていません．

　バリシチニブを**図76**[41, 55] にまとめました．リウマチ治療に使われる JAK 阻害薬ですが，免疫調整作用だけでなく，コロナウイルスの細胞侵入を防ぐ効果が in vitro であるとされています．ACTT-2 試験では

- リウマチ治療に使用される JAK 阻害薬であるバリシチニブは免疫調整作用に加え，COVID-19 の細胞侵入を防ぐ in vitro 効果がある

- ACTT-2 試験　JAK 阻害薬（バリシチニブ）とレムデシビルの併用　入院を要する COVID-19 患者の回復を早め，とくにハイフロー酸素や非侵襲換気の患者で効果が最大

- COV-BARRIER 試験　バリシチニブと標準治療（ステロイド）vs 標準治療のみ　プライマリーエンドポイント（呼吸悪化の複合）は差がないが，バリシチニブ併用はセカンダリアウトカムの 28 日全死亡率を 38％低下

- バリシチニブ群で感染症の増加は報告されていないが，使用に際して B 型肝炎，結核の除外スクリーニングを行うこと

- 腎不全患者では減量が必要
  - eGFR≧60：4 mg/d，30≦eGFR<60：2 mg/d
    15≦eGFR<30：2 mg 48 時間毎 or 投与しない

- 投与時間：14 日間 or 退院まで（早い方）

**図76 バリシチニブ（オルミエント®）**[41,55]

　　レムデシビルとの併用で臨床効果が認められましたが，その後の COV-BARRIER 試験ではステロイドとの併用でも全死亡率低下の効果が得られており，レムデシビルの併用は必須ではなくなっています．ステロイドとの併用による感染症の増加は今のところ報告されていませんが，B 型肝炎は必ず，できれば結核も除外のスクリーニング検査を行うようにしましょう．腎機能障害の既往がある場合は減量が必要です．投与期間は 2 週間あるいはそれより短ければ治療期間終了まで続けます．

## ○　免疫調整薬③トシリズマブ

　　トシリズマブは本書執筆時点で未承認（2022 年 1 月承認）ですが，当院では院内での手続きと患者さんや家族の同意をとったうえで最重症例にはステロイドと併用してトシリズマブを使っていることが多いです．SARS や MARS では IL-6 を中心としたサイトカインが増殖することで重症化すること，また今回も試験管内で IL-6 の増加が報告されているため，IL-6 阻害効果のあるトシリズマブの有効性が期待されていま

した（図77）[56, 57]．しかし，初期の臨床試験ではどれも臨床症状の改善や死亡率低下を示すことができませんでした．しかし，流行が進んでくるとステロイドの使用が標準治療となり，多くの試験でも被験者のほとんどにステロイドが使用されているようになりました．その中で，トシリズマブ併用での試験結果では，トシリズマブ有用性が示されました．ランドマークになる大きな試験はREMAP-CAP1とRECOVERY試験の2つです．REMAP-CAP1は，ICU入室24時間以内にトシリズマブを併用すると死亡率を下げることが報告され，RECOVERY試験では，呼吸不全とCRP 7.5以上の症例にステロイドとトシリズマブを併用すると増悪率を下げ生存率を上げることが示されました．

　**図78** [53, 58-63]がこれまで行われてきたランダム化試験です．ポジティブなものとネガティブなものがどちらもありますが，ポジティブな結果のものは多くがステロイド薬を併用しており，ネガティブなものの多くではステロイドが併用されていません．

　RECOVERY試験ではステロイドが82％の症例で併用されており，28日死亡率が有意に下がることがわかっています（**図79**）[57]．

　IL-6はCRPを上昇させるため，重症度によらずCRPが7.5 g/dL以上の高値を示す例ではトシリズマブが有効ですが，逆に，その後の経過観察で，CRPに頼ると2次的な院内感染の発見が遅れるので注意してください（**図80**）[57]．また，トシリズマブを用いる際には必ずステロイドを併用してください．

　これらの結果を受けて，現在NIHでは**図81** [64]のように推奨しています．日本ではまだ未承認だったため，このような推奨は厚生労働省の診療の手引きにも本原稿執筆時点で書かれていませんでした．対象となるのは最近入院した患者のうち，24時間以内にICU入室とネーザルハイフローまたは非侵襲的機械換気など人工呼吸器が必要となる最重症例で，24時間以内にステロイドと併せて投与します．もう1つは，発症10日目ほどでよく起きる，ICUには入っていない患者で，急激に悪化し酸素投与がいきなり必要になってしまうような場合，CRPが高値を示したらトシリズマブを併用を検討します．点滴投与ですので，重症者に使用しやすいと思います．

　トシリズマブのまとめです（**図82**）[44, 57, 64]．かなり重症の患者に対し，

# トリシズマブ

- SARS や MARS にて IL-6 を中心としたサイトカインが放出されて重症化に関わるのではないかという推測から，IL-6 を阻害するトシリズマブにも効果が期待

- 初期の複数のランダム化比較試験では臨床症状の改善や死亡率低下を示せなかった

- ステロイドの使用が標準治療となった複数の臨床試験でトシリズマブの有用性が示された

- REMAP-CAP1
  ICU 入室 24 時間以内にトシリズマブの併用が死亡率を下げる

- RECOVERY
  呼吸不全と CRP 高値の症例で増悪率を下げ，生存率を上げることが示された

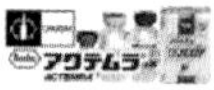

治療

- ステロイドの使用が標準治療となった複数の臨床試験で
  **トシリズマブの有用性が示された**

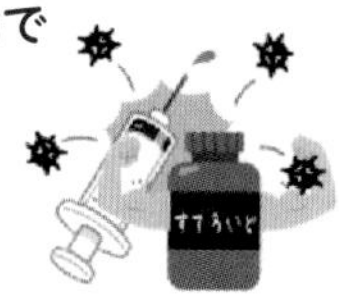

★ REMAP-CAP1
  - ICU 入室 24 時間以内にトシリズマブの併用 ⇒ 死亡率を下げる

★ COVID-19 治療の大規模なランダム化比較試験（RECOVERY）
  - 呼吸不全と CRP 高値の症例へのトシリズマブの効果を評価
  - トシリズマブの投与 ⇒ 増悪率を下げ，生存率を上げる

**図77** トシリズマブ[56, 57]

JCOPY 498-02140

| | RCT-TCZ-COVID-19 | CORIMUNO-19 Cohort | BACC Bay | COVACTA | EMPACTA | REMAP-CAP | TOCIBRAS |
|---|---|---|---|---|---|---|---|
| n | 126人<br>・TCZ 60人<br>・対照 66人 | 130人<br>・TCZ 63人<br>・対照 67人 | 243人<br>・TCZ 161人<br>・対照 82人 | 452人<br>・TCZ 294人<br>・対照 144人 | 377人<br>・TCZ 249人<br>・対照 128人 | 747人<br>・TCZ 353人<br>・対照 402人 | 126人<br>・TCZ 60人<br>・対照 66人 |
| 重症度 | Severe | Moderate-Severe | Severe | Severe-Critically ill | Severe | Critically ill<br>ICU入室後<br>心肺支持療法開始<br>24時間以内 | Severe-Critically ill |
| 年齢 | 約60歳 | 約64歳 | 約60歳 | 約60歳 | 約56歳 | 約61歳 | 約57歳 |
| 性別 | 男性 約77% | 男性 約70% | 男性 約58% | 男性 約70% | 男性 約60% | 男性 約72% | 男性 約68% |
| 発症日からの日数 | 約8日 | 約10 | 約9日 | TCZ 約11日<br>対照 約10日 | 約8日 | 不明<br>ICU入室後<br>約13時間 | TCZ 約10日<br>対照 約9.5日 |
| レムデシビル使用 | なし | -TCZ 0<br>-対照 1.5% | -TCZ 33%<br>-対照 29% | 不明 | -TCZ 52.6%<br>-対照 58.6% | 32.8% | なし |
| ステロイド使用 | -TCZ 9.8%<br>-対照 10.6% | -TCZ 30%<br>-対照 55%<br>(day 14まで) | -TCZ 11%<br>-対照 6% | -TCZ 36.1%<br>-対照 54.9% | -TCZ 55.4%<br>-対照 67.2% | 93.3% | -TCZ 83.6%<br>-対照 88.7% |
| TCZ死亡率 | 3.3%<br>(30-day) | 1.1%<br>(28-day) | 5.6%<br>(28-day) | 19.7%<br>(28-day) | 10.4%<br>(28-day) | 28.0%<br>(院内死亡率) | 21%<br>(28-day) |
| 対照群死亡率 | 1.6%<br>(30-day) | 12%<br>(28-day) | 3.8%<br>(28-day) | 19.4%<br>(28-day) | 8.5%<br>(28-day) | 35.8%<br>(院内死亡率) | 9%<br>(28-day) |
| その他 | Open label underpowered | Open label | | | | Open label | Open label underpowered |

**図78** Tocilizumab RCT Summary (1)[53, 58-63]

ICU入室24時間以内にステロイドと併用する，あるいはかなり高用量の酸素投与を始めた段階で炎症反応が高い例でステロイドと併用することで生存率改善の効果があるのではないかと言われています．トシリズマブよりもステロイドパルスの方が良いのではないかという意見もありますが，まだデータが不十分であるため，現時点ではトシリズマブを使うのが良いのではないかと思います．

- 低酸素血症（$SpO_2$ < 92%［room air］または酸素療法を要する）および遠心性炎症（CRP ≧ 75 mg/L）のある COVID-19 入院患者を対象とし，トリシズマブの効果を評価した英国における open-label RCT

- 1：1 で通常治療群（2,094 人）vs. 通常治療群＋トリシズマブ
  （体重 > 90 kg：800 mg/65 kg < 体重 ≦ 90 kg：600 mg
  　40 kg < 体重 ≦ 65 kg：400 mg/ 体重 ≦ 40 kg：8 mg/kg）
  1〜2 回投与
  （2,022 人）に割付け，死亡率を比較

| 重症度 | 年齢 | 性別 | 発症日からの日数 | ステロイド使用 | 侵襲的人工呼吸または死亡の複合エンドポイントへの到達率 | 全死亡率 (by 28-day) |
|---|---|---|---|---|---|---|
| Severe〜Critically ill | 約 63 歳 | 男性約 65% (TCZ) vs 約 69% (標準) | 9 日 (7-13) (TCZ) vs 10 日 (7-14) (標準) | 約 82% (TCZ) vs 約 82% (標準) | 約 35% (TCZ) vs 約 42% (標準) | 約 31% (TCZ) vs 約 35% (標準) |

(RECOVERY Collaborative Group. Lancet. 2021; 397: 1637-45.)[57]

- RECOVERY 試験では
  - 80%の症例にステロイドが投与されておりトシリズマブは必ずステロイドと併用して使用

  - アナフィラキシーや肝障害のリスクがある

  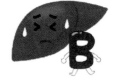

  - トリシズマブの投与による明らかな感染症の増加
    ⇒ 報告されていない
      しかし … 使用に際して必須：B 型肝炎の事前スクリーニング
      　　　　使用に際して検討：結核のスクリーニング

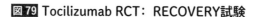

**図 79** Tocilizumab RCT： RECOVERY試験

JCOPY 498-02140

# RECOVERY 試験

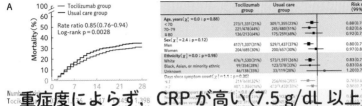

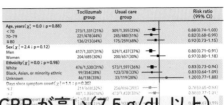

A

Mortality (%)

Rate ratio 0.85 (0.76-0.94)
Log-rank p = 0.0028

— Tocilizumab group
— Usual care group

重症度によらず，CRP が高い（7.5 g/dL 以上）
ステロイドを併用！

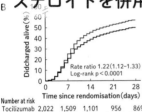

B

Didcharged alive (%)

Rate ratio 1.22 (1.12-1.33)
Log-rank p < 0.0001

Time since rendomisation (days)

Number at risk
Tocilizumab 2,022 1,509 1,101 956 869
Usual care 2,094 1,653 1,278 1,124 1,046

(RECOVERY Collaborative Group. Lancet. 2021; 397: 1637-45)[57]

# Tocilizumab RCT：RECOVERY 試験

## トシリズマブ使用時は，必ずステロイドとの併用を！！

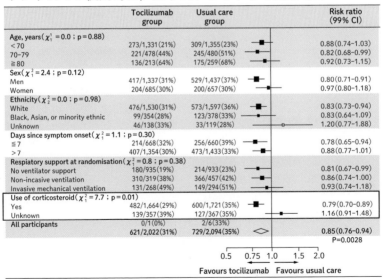

| | Tocilizumab group | Usual care group | Risk ratio (99% CI) |
|---|---|---|---|
| Age, years ($\chi_1^1 = 0.0$ ; p = 0.88) | | | |
| < 70 | 273/1,331 (21%) | 309/1,355 (23%) | 0.88 (0.74-1.03) |
| 70-79 | 221/478 (44%) | 245/480 (51%) | 0.82 (0.68-0.99) |
| ≧ 80 | 136/213 (64%) | 175/259 (68%) | 0.92 (0.73-1.15) |
| Sex ($\chi_1^2 = 2.4$ ; p = 0.12) | | | |
| Men | 417/1,337 (31%) | 529/1,437 (37%) | 0.80 (0.71-0.91) |
| Women | 204/685 (30%) | 200/657 (30%) | 0.97 (0.80-1.18) |
| Ethnicity ($\chi_2^2 = 0.0$ ; p = 0.98) | | | |
| White | 476/1,530 (31%) | 573/1,597 (36%) | 0.83 (0.73-0.94) |
| Black, Asian, or minority ethnic | 99/354 (28%) | 123/378 (33%) | 0.83 (0.64-1.09) |
| Unknown | 46/138 (33%) | 33/119 (28%) | 1.20 (0.77-1.88) |
| Days since symptom onset ($\chi_1^2 = 1.1$ ; p = 0.30) | | | |
| ≦ 7 | 214/668 (32%) | 256/660 (39%) | 0.78 (0.65-0.94) |
| > 7 | 407/1,354 (30%) | 473/1,433 (33%) | 0.88 (0.77-1.01) |
| Respiratory support at randomisation ($\chi_2^2 = 0.8$ ; p = 0.38) | | | |
| No ventilator support | 180/935 (19%) | 214/933 (23%) | 0.81 (0.67-0.99) |
| Non-incasive ventilation | 310/319 (38%) | 366/457 (42%) | 0.86 (0.74-1.00) |
| Invasive mechanical ventilation | 131/268 (49%) | 149/294 (51%) | 0.93 (0.74-1.18) |
| Use of corticosteroid ($\chi_1^2 = 7.7$ ; p = 0.01) | | | |
| Yes | 482/1,664 (29%) | 600/1,721 (35%) | 0.79 (0.70-0.89) |
| Unknown | 139/357 (39%) | 127/367 (35%) | 1.16 (0.91-1.48) |
| All participants | 0/1 (0%) | 2/6 (33%) | |
| | 621/2,022 (31%) | 729/2,094 (35%) | 0.85 (0.76-0.94) P=0.0028 |

0.5 0.75 1.0 1.5 2.0
Favours tocilizumab  Favours usual care

(RECOVERY Collaborative Group. Lancet. 2021; 397: 1637-45)[57]

図 80 トシリズマブ

トシリズマブ **NIH** National Institutes of Health NIH ガイドラインより

★ 特定の入院患者さんとは? その1(推奨度 B)
　最近入院した患者さんで
　　24 時間以内に集中治療室(ICU)に入って
　　以下の処置を必要とする場合.
　　　・侵襲的機械換気
　　　・非侵襲的機械換気(NIV)
　　　・高流量鼻腔カニューレ(HFNC)酸素
　　　　($>0.4$ FiO$_2$ 30 L/min)

★ 特定の入院患者さんとは? その 2(推奨度 B)
　最近入院した集中治療室(ICU)に入ってない
　酸素必要量が急速に増加している患者さんで
　（これらの処置が必要な患者さん）
　　　・非侵襲的機械換気(NIV)
　　　・高流量鼻腔カニューレ(HFNC)
　＋炎症マーカーが著しく増加(CRP $\geqq$ 75 mg/L)

・NIH ガイドラインにおいて次のように推奨している

　　　　　　　　（日本では 2022 年 1 月に承認）

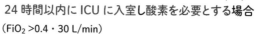

　・COVID-19 により急速な呼吸器症状の悪化を示す

　　特定の入院患者 §次のイラストで併用を推奨(B)

　　：トシリズマブ ... 単回静脈内投与で実体重 8 mg/kg 最大 800 mg

　　　＋ デキサメタゾン ...1 日 6 mg 最大 10 日間

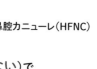

§特定の入院患者とは?
　●最近入院した患者で
　　24 時間以内に ICU に入室し酸素を必要とする場合
　　(FiO$_2$ $>0.4$・30 L/min)
　... 侵襲的機械換気・非侵襲的機械換気(NIV)・高流量鼻腔カニューレ(HFNC)
　●FiO$_2$ $>0.4$・30 L/min もしくは
　　最近入院した患者(ICU には入室していない)で
　　NIV や HFNC を必要とし酸素必要量が急速に増加していて
　　　炎症マーカーが著しく増加している場合(CRP$\geqq$75 mg/dL)

**図81** 治療[64]

- RECOVERY 試験の結果が出るまでは，ICU入室後心肺支持療法開始24 時間以内の最重症例において生存率の改善が期待できる

- 一方で，人工呼吸管理以外の酸素投与例やステロイド使用下でのトシリズマブの効果については不明であった

- RECOVERY 試験の結果を受けて，全身性炎症反応を伴う人工呼吸管理以外の酸素投与が必要な症例においても，トシリズマブはステロイド併用下において，生存率の改善や COVID-19 増悪の予防効果を期待できる可能性が示唆された

- トシリズマブは標準治療であるデキサメタゾンに追加的利益をもたらす可能性が高い

- トシリズマブとステロイドパルス療法の比較検討が望まれる

**図82 トシリズマブ まとめ**[44, 57, 64]

## ○ ファビピラビル

さてあと 2 剤については簡単にまとめます．ファビピラビル（アビガン®）やイベルメクチンを出してほしいと患者から言われることがありますが，どうでしょうか．まずアビガン®は，ロシアで行われたランダム化試験で陰性化および解熱までの期間が少し短縮するという結果が出ていますが，症例数が 60 しかありませんので，信頼性にはかなり疑問があります（図83）[65]．

その後，メタアナリシスが複数出ています．図84 [66-68] のメタアナリシスでは有用性が示せていませんが，日本から出たメタアナリシスでは，やはり解熱を早める効果が出ていると報告されています．実際のところどうなのか，よくわかっていません．

ただ，高尿酸血症や催奇形性の問題もあるため（図85），新薬でほかの経口薬が出てきた今後，出番はなくなってくるのではないかと思います．

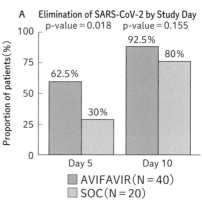

A Elimination of SARS-CoV-2 by Study Day

p-value = 0.018　　p-value = 0.155

**Clinical Infectious Diseases**

AVIFAVIR for Treatment of Patiens With Moderate Coronavirus Disease 2019 (COVID-19)：Interim Results of a Phase Ⅱ/Ⅲ Multicenter Randomization Clinical Traial

AVIFAVIR(N=40)
SOC(N=20)

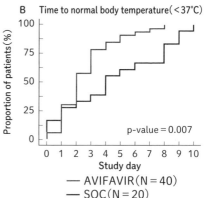

B　Time to normal body temperature(<37℃)

PCR 陰性化，解熱までの期間が短縮した（しかし，n=60）

p-value = 0.007

AVIFAVIR(N=40)
SOC(N=20)

**FUJiFILM**
富士フイルム富山化学株式会社

ファビピラビル

・RNA ポリメラーゼを阻害して，ウイルス複製を阻害

・広いウイルスを抑制

　… 新型インフルエンザ・エボラ・

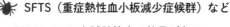

SFTS（重症熱性血小板減少症候群）など

…COVID-19 にも試験管内で効果がある

⇒ 臨床的にも有効な可能性がある!?

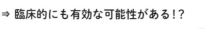

**図83** ファビピラビル（アビガン®）[65]

# 症状改善，ウイルス消失，ICU入室，死亡率とも下げる効果証明できず

| Study name | Statistics for each study | | | | Risk ratio and 95% CI |
|---|---|---|---|---|---|
| | Risk ratio | Lower limit | Upper limit | p-Value | |
| Dabbous 2020 | 0.333 | 0.014 | 7.991 | 0.498 | |
| Khamis, 2020 | 0.852 | 0.280 | 2.590 | 0.778 | |
| Udwadia, 2020 | 0.333 | 0.014 | 8.054 | 0.499 | |
| | 0.709 | 0.262 | 1.920 | 0.499 | |

0.1  0.2  0.5  1  2  5  10
Favipiravir    No Favipiravir

ウイルス消失や症状改善を早める相反するメタアナあり

(Hassanipour S, et al. Sci Rep. 2021; 11: 11022)[66]

 治療

★ 日本国内からの多施設オープンラベルランダム化試験

　・1 日目から服用した群（vs 6 日目から内服開始した群）

　　…PCR 陰性化と解熱傾向が早い傾向があった（統計的な有意差なし）

　　… 生命予後も有意差なし

相反するメタアナリシス

★以下の効果証明できず（有意差なし）

　… 症状改善・ウイルス陰性化率・ICU 入室率・死亡率

★日本国内からメタ分析

　… ウイルス消失と症状改善を早める

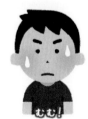

図84 ファビピラビル メタアナ[66-68]

副作用

・高尿酸血症が生じやすい

★ 国内 2,000 名を超える患者での中間報告

・高尿酸血症(15%)・肝障害(7.3%)

・注意喚起がある薬剤相互作用

...PZA(ピラジナミド)・レパグリニド・テオフィリン・

ファムシクロビル・スリンダク

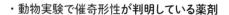

・動物実験で催奇形性が判明している薬剤

... 妊娠可能年齢女性では妊娠の確認と

... 男女とも(精液にも薬剤移行あり)

投与終了後 10 日間の避妊を日本感染症学会は推奨

・重度の肝障害の患者では濃度が遷延する

⇒ 女性の避妊は 14 日間

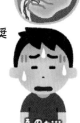

・承認も見送られた薬剤

使用する場合には今後も臨床試験を前提として使用するべき

・決して特効薬ではない

・新規抗ウイルス薬の登場

... おそらくこの目的で使用することはなくなるだろう

処方例:ファビピラビル 1,800 mg 1 日 2 回(初回)

以降 800 mg 1 日 2 回 10 日間 最大 14 日間

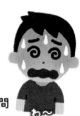

**図85** 治療

JCOPY 498-02140

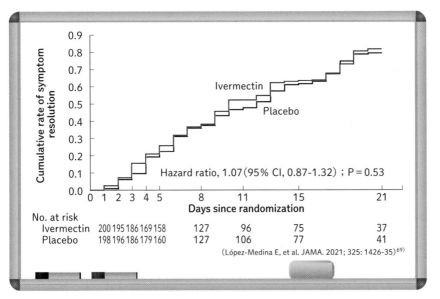

Hazard ratio, 1.07 (95% CI, 0.87-1.32) ; P=0.53

| No. at risk | | | | | | | | | |
|---|---|---|---|---|---|---|---|---|---|
| Ivermectin | 200 | 195 | 186 | 169 | 158 | 127 | 96 | 75 | 37 |
| Placebo | 198 | 196 | 186 | 179 | 160 | 127 | 106 | 77 | 41 |

(López-Medina E, et al. JAMA. 2021; 325: 1426-35)[69]

**図86 軽症者へのイベルメクチン**

## ○ イベルメクチン

　そしてイベルメクチンです。**図86**[69] は JAMA に発表されたコロン
ビアの研究です。イベルメクチン信者の方はこの結果を強く批判してい
ますが、この報告時点での最大規模の研究であり、この結果イベルメク
チンの有効性は示すことができませんでした。

　追って出された Clinical Infectious Disease という感染症トップ
ジャーナルに掲載されたメタアナリシスでは、全死亡率、ウイルス量減
少のいずれも有意差を証明できなかったと報告されました（**図87**）[70,71]。

　ところが、イベルメクチンを推す人々が「最もエビデンスの高い研究
で効果が証明された」といって根拠とする報告が出ています（**図88**）[72]。
私は知らない学術雑誌だったのですが、あまりインパクトファクターは
高くないと思います。後に、このメタアナリシスの材料になった論文で
データが改ざんされていることが判明し、取り下げになっています。さ
らに、図中四角で囲ってある部分の、ほとんどのメタアナリシスの対象
論文が未査読論文です。つまり、この報告は存在しないものと考えた方

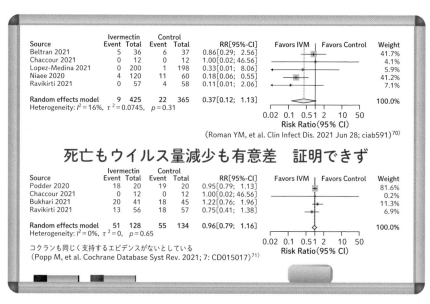

**図87** CIDメタアナリシス

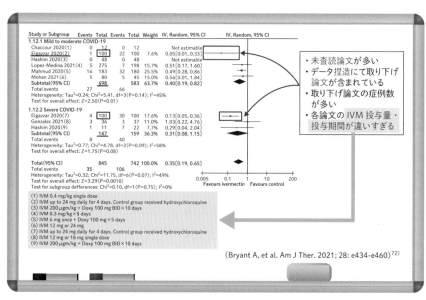

**図88** 有意差が出たメタアナリシス

MSD

## イベルメクチン

★ 比較的大規模な軽症者へのラベルランダム化試験

: 軽症者対象 ... 有用性は示されていない

★ メタアナリシスその1

... 死亡・入院期間・副作用・ウイルス排除率に有意差なし

★ メタアナリシスその2

... 有効性を示した報告だったが撤回されている

⇒ 解析の対象の 2/3 が未査読論文

&含まれる主要な論文に改竄疑い

・NIH のガイドライン・国内の手引き

⇒ COVID-19 の治療へのイベルメクチン使用を推奨していない

・イベルメクチン ... 現時点で有効な薬剤ではなく

承認もされていない

質の低い海外医薬品を自己輸入服用する危険な事例もある

... 医療者としては使用を勧めるよりも注意喚起を行うべき

図89 イベルメクチン[69, 70, 73]

が良く，イベルメクチンも現状として効果が示されていない薬剤ということです（**図 89 下**）[69,70,73].

## ○ 治療法まとめ

インフォデミックでいろいろな情報が飛び交っていますが，日本の厚労省の診療の手引き（**図 90**）[11]を参照されることが承認薬を使用するという条件も考えると一番間違いがないでしょう．つまり，軽症の段階では抗体療法，つまり重症化リスクのある患者に限り，オミクロン株流行下ではソトロビマブあるいはニルマトレビル／リトナビル，モルヌピラビルのような経口の抗ウイルス薬のいずれかを選択的に使っていくことになります．入院して点滴が可能ならレムデシビル 3 日間も選択肢になるでしょう．そして，中等症，入院患者のうち重症化リスクのある場合はレムデシビルを検討しはじめ，酸素投与開始段階でステロイドと併用でレムデシビルを投与します．そして最重症になった場合にはバリシチニブ（侵襲的人工呼吸や ECMO は除く）や，トシリズマブを，いずれもステロイドと併用するのが現時点でのベストな治療法ではないかと思います．

### Q&A　よくある質問
- 抗菌薬は使うのか？
- ステロイドはデキサメタゾン 6 mg？
- ステロイド標準量で効かない時は？

ここからいくつか臨床上の疑問に答えたいと思います．

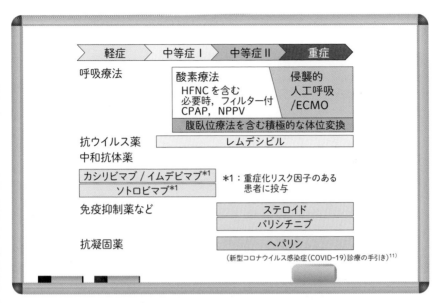

**図90** COVID-19最新の治療 まとめ

## ①抗菌薬は使うべきか?

　まず抗菌薬を使わなくていいのか?　という質問ですが,原則として使いません(**図91**).コロナの確定診断がついている症例のうち,中等症IIまではほぼ抗菌薬は不要だと思います.ただし,ウイルス性肺炎は左右びまん性に影が出ますが,初期から片側優位の浸潤影で細菌性肺炎っぽい画像を認め,なおかつ重症度が高い場合,あるいは可能な限り感染防御などをしたうえでグラム染色などを行い,その所見から,細菌性肺炎を強く疑う場合は抗菌薬を投与します.また,最重症例では初期から想定される微生物をフルカバーして抗菌薬を併用開始し,デエスカレーションといって培養結果が判明したら,抗菌薬を中止したり,原因菌に併せて狭域なベストな抗菌薬に変更する形にするのが良いでしょう.ですがやはり,インフルエンザと違って細菌感染のオーバーラップが非常に少ないとされるため,コロナの可能性が濃厚で,軽症・中等症の患者については抗菌薬はたいていいりません.

　もちろん論文報告ではインフルエンザやほかのウイルスとの共感染も

COVID-19 確定してる症例

**原則不要！**
…細菌感染症のオーバーラップは少ないため

＊ただし
・画像で浸潤陰影が強く初期から炎症が強い場合
・いきなりの重症例などで細菌感染の区別が難しい場合
⇒市中肺炎としての抗菌薬療法を併用する
〜グラム染色や培養も加味しながら〜

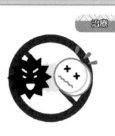

**図91** 抗菌薬使う？　使わない？

あると言われており，コロナと確定したからといっても他の感染症がないとは言えませんが，初期の COVID-19 の肺炎は純粋なウイルス肺炎であることが多い印象です．最重症例では肺炎球菌やブドウ球菌，グラム陰性桿菌などの合併症を経験していますが，中等症まではほとんどのケースが抗菌薬を使わずに軽快していきます．実際，データとしても細菌感染の合併率は低いです．血液培養についても，コロナ陽性例では，症状が重くない場合は積極的にはとらなくていいと思います．ICU 入室治療中で，細菌感染の合併を起こしている可能性が考えられる場合には血液培養を含めた培養をしっかり採取して，院内肺炎やカテーテル血流感染など疑う合併症に合わせた経験的な抗菌薬を開始してください（図92）[74-76]．細菌感染の合併が初期には少ない傾向はインフルエンザと異なる点です．

　繰り返しますが，抗菌薬の適正使用がコロナ以外の感染予防策がとりにくいコロナ病棟だからこそより重要で，いきなり挿管になるようなケースや先ほど挙げたようにかなり強く細菌感染が疑われるような場合には培養をとったうえでひとまず抗菌薬を開始するのも仕方がないと思い

JCOPY 498-02140

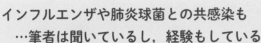

インフルエンザや肺炎球菌との共感染も
…筆者は聞いているし，経験もしている

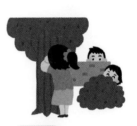

**＊１つ見つけて安心しない**
**＊ただし**
　初期は純粋なウイルス肺炎で，
　＝細菌感染の合併率は**低い**
　　：細菌感染の合併率は 2.2〜7%
　　：血液培養の陽性率は 1.6%

**図92 他のウイルスとの共感染の報告**[74-76]

　ますが，培養結果が陰性とわかった時点でデエスカレーションしていくことが抗菌薬適正使用の面で重要だと思います．コロナ治療において抗菌薬が過剰に使用されていると指摘する論文[77]も出ています（図93）.

　まとめると図94, 95 のようになります．挿管すると院内感染などの合併症が起きやすいですが，それに対してはこれまでの院内肺炎，CRBSI（カテーテル由来血流感染），CAUTI（カテーテル尿路感染）の治療に準じます．適宜，プラチナマニュアルを参考にして治療してくださいね．今までとあまり変わりませんが，一つ注意したいのがアスペルギルスです．

　私も数例経験しています．侵襲性肺アスペルギルス症はインフルエンザの合併症でも報告がありますが，通常は Air Crescent サインと言って肺が壊死して空洞を形成し，急速に進行していくのですが，実際にはコロナの重篤な肺炎画像と区別がつかないと言われています．BAL をするとアスペルギルスの場合には陽性になることがそれなりにありますが，コロナの患者に BAL を行うのは感染被曝を考えると容易ではありません．血清ガラクトマンナン抗体やアスペルギルス抗原は感度が低く，

COVID-19 確定してる症例つづき
## 抗菌薬が開始された場合でも…

治療

喀痰培養が陰性
＋臨床経過から細菌感染の可能性が乏しい

## ⇒抗菌薬の一旦中止を検討

▶こんな報告も！
2 次細菌感染は少ない（8% ほど）にもかかわらず
72%以上に広域抗菌薬が投与

**図93** 抗菌薬使う？　使わない？[77)]

治療

● 明らかなウイルス肺炎
⇒抗菌薬は使用しない

● 経過の中で，細菌感染の根拠がある
⇒院内肺炎に準じて抗菌薬投与を検討

＊インフルエンザのように
黄色ブドウ球菌や MRSA の感染が増えるのか？
⇒不明

**図94** 抗菌薬使う？　使わない？

**JCOPY** 498-02140

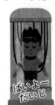

実際…
　黄色ブドウ球菌や腸内細菌の菌血症の併発を
　　重症者で経験している
しかし
　対応はいつもの ICU での感染症診療と同じ印象

　COVID-19 病棟でも望まれること
　・血液培養2セット
　・必要な培養採取
　・原則に従った感染症診断治療

**図95** 抗菌薬使う？　使わない？

あまり有用とは言えません．しかも，治療が遅れる，あるいは治療したとしても死亡率が高い疾患です．図96[78] は自験例ですが，肺にブラがあり，囊胞化した周囲に浸潤影が広がってきています．早期に疑って治療開始し，のちにアスペルギルスも培養され診断されましたが，残念ながら亡くなっています．

## ② ステロイドはデキサメタゾンでないといけないのか？

　次は，ステロイドはデキサメタゾンでなければだめなのかどうか，という疑問です．RECOVERY 試験の結果はステロイド反応性の疾患であることを示唆していますが，本当の至適用量についてはまだ不明ではないかと思います．現時点ではエビデンスの出ているデキサメタゾン 6 mg を標準とすべきですが，前述の通り，もう少し量が多い方が良いかもしれないという説もあります（図97）[47,79]．

　私が第5波まで実際にやってきた使い方を図98にまとめました．私は普通にゆっくり重症化してきている場合には標準のデキサメタゾン

- 結節影 6/20，halo-sign/cavity 形成が 2/20
- 残りは全て COVID-19 間質性肺炎と区別できず
- BAL 培養陽性は 16/22（72.7%）
- BAL ガラクトマンナン陽性 14/21（66.7%）
- 血清ガラクトマンナン陽性 6/28（21.4%）
- 死亡 21/33（63.6%）

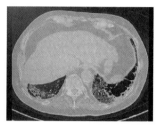

(Armstrong-James D, et al. Eur Respir J. 2020; 56: 2002554)[78]

**図96 アスペルギルスに注意!**

6 mg を投与します．進行が急激で．すりガラス陰影の面積が大きく，画像診断からの常識的な判断として器質化してきた場合には呼吸障害が起こると考えられるようなケースではプレドニゾロン 2 mg/kg を用いていました．こうした標準量や，やや多めのステロイドを使い，トシリズマブあるいはバリシチニブを併用しても悪化するような場合，ステロイドパルスを行うのも 1 つの手かもしれません．実際，当院でもステロイドパルスをやるしかない状況で行い，奏効したこともあります．ただし注意してほしいのがアスペルギルスなどの他の感染症です．特に，トシリズマブを使うと CRP が上がりにくくなるため，気づくことが難しくなります．また，心不全や気胸をきたすケースもあります．コロナでは塞栓症のリスクも上がりますので，肺塞栓も鑑別にあがります．コロナ感染以外の呼吸障害と十分な鑑別をしたうえで，コロナの増悪としか考えられず，他に打つ手がない状況ではステロイドパルスを行うしかないかと思います．

　なお，トシリズマブとバリシチニブをどちらも使うことは現時点で，避けてください．リウマチ専門医でも，こうした薬剤を併用することは

RECOVERY 試験の結果は COVID-19 の重症肺炎はステロイド反応性があるということを示しているが至適用量は不明である

ステロイド
m PSL 2 mg /kg や
パルス療法

- 小規模の RCT で，mPSL 2 mg /kg を 5日で半減
  改善は早く人工呼吸の回避率が高い
  生命予後は変えない

- パルス療法が生命予後を改善するという観察研究などあるが，エビデンスの質は低い

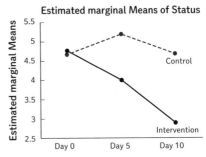

Estimated marginal Means of Status
Estimated marginal Means
5.5
5
4.5
4
3.5
3
2.5
Day 0
Day 5
Day 10
Control
Intervention

Diagram of clinical status in the intervention (methyl-prednisolone) and control groups
(Ranjbar K, et al. BMC Infect Dis. 2021; 21: 337)[47]

**図 97 ステロイドはデキサメタゾンでなければダメか？**[79]

- ゆっくり低酸素血症進行
  まずは，標準のデキサメタゾン

- 進行が急激，すりガラス陰影の面積が大きい
  2 mg /kg mPSL

- 標準量ステロイドで無効な場合，ステロイドパルス

**図 98 ステロイドを岡はこうしている**

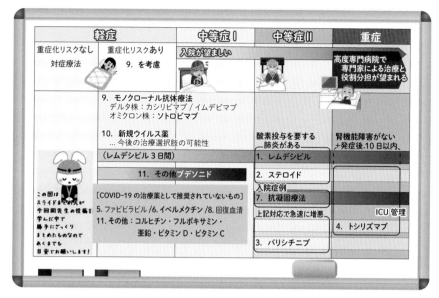

**図99** 今回登場した薬たちの出番をざっくり　基本的な方針

　ないとのことで，安全性が不明です．ときどき重症化が改善せず，他に
打つ手がないときに2剤とも併用して使われることも考え方次第ではあ
りなのでしょうが，これは感染症治療の研究目的という前提で行われる
治験ととらえるべきで，現状では併用は推奨されません．
　最後に，最新版の治療方針を**図99**にまとめました．先ほど**図90**で
示した厚労省の手引きは少し古いので，経口薬の承認やオミクロン株流
行，新しく出てきたエビデンスを踏まえて整理したものです．これから
問題になりそうで心配なのは，コロナになったから薬が欲しいと軽症者
から言われることです．解説した通り，コロナの治療薬は患者全員に処
方する薬ではありません．医師による説明はもちろん，行政も情報発信
をしていただきたいですが，重症化リスクがない方は対症療法のみとい
うことはまったく変わりません．こうした患者に個人で輸入したイベル
メクチンなどを使うことも勧めないでください．CDCではこういった
事態を防ぐために警告を出しており，日本でもぜひ出してほしいと思っ
ています．軽症者のうち，重症化リスクがある方には，オミクロン株流
行下ではソトロビマブによる抗体療法，あるいは在宅療養者には経口の

抗ウイルス薬が使いやすいでしょう．軽症でも入院するような患者さん，あるいは中等症Iではレムデシビルの点滴投与も選択肢になると思います．今回は解説しませんでしたが吸入ステロイドのブテソニドも改善を早める効果を示す RCT があり，Lancet に掲載されています[80]．未承認薬の中ではやや期待度が高いものです．副作用リスクも低いため，選択候補の1つではないかと思います．中等症IIの酸素投与が必要な段階では，まだレムデシビルが投与されていなければすぐに開始し，この重症度になったら，ステロイドをメインで使います．入院患者には予防量の投与で抗凝固療法を一貫して行います．この時，さらに重症化しそうなケースではバリシチニブを，挿管例やハイフロー適応となるケースではトシリズマブを使います．ステロイドはデキサメタゾン 6 mg がデフォルトですが，ケースによってはもう少し投与量を増やしてもいいのかもしれません．中等症IIまでは，よほど強く細菌感染の疑いがない限り抗菌薬は使用しません．この方針を参考に治療していただければと思います．

　コロナ禍だからこそ，むしろ普段の感染症診療がより重要になっていると感じています．最新のプラチナマニュアル（メディカル・サイエンス・インターナショナル，2021）などを参照し，一般的な感染症診療に必要な情報をぜひこの機会に学んでください．本書が第6波や今後のコロナ診療の参考となり，また注目を浴びている感染症診療の改善，さらなる発展に少しでもお役立ていただけたら嬉しいです．これで特講を終了します．ありがとうございました．

文献🔖

1) He X, Lau EHY, Wu P, et al. Temporal dynamics in viral shedding and transmissibility of COVID-19. Nat Med. 2020; 26: 672-5. PMID: 32296168

2) Liu Y, Yan LM, Wan L, et al. Viral dynamics in mild and severe cases of COVID-19. Lancet Infect Dis. 2020; 20: 656-7. PMID: 32199493

3) Wölfel R, Corman VM, Guggemos W, et al. Virological assessment of hospitalized patients with COVID-2019. Nature. 2020; 581: 465-9. PMID: 32235945

4) Bandyopadhyay S, Baticulon RE, Kadhum M, et al. Infection and mortality of healthcare workers worldwide from COVID-19: a systematic review. BMJ Glob Health. 2020; 5: e003097. PMID: 33277297

5) Zhan M, Qin Y, Xue X, et al. Death from Covid-19 of 23 health care workers in China. N Engl J Med. 2020; 382: 2267-8. PMID: 32294342

6) Jeremias A, Nguyen J, Levine J, et al. Prevalence of SARS-CoV-2 infection among health care workers in a tertiary community hospital. JAMA Intern Med. 2020; 180: 1707-9. PMID: 32780100

7) Liu M, Cheng SZ, Xu KW, et al. Use of personal protective equipment against coronavirus disease 2019 by healthcare professionals in Wuhan, China: cross sectional study. BMJ. 2020; 369: m2195. PMID: 32522737

8) https://www.cdc.gov/vaccines/covid-19/info-by-product/clinical-considerations.html

9) https://www.idsociety.org/globalassets/idsa/public-health/covid-19-prioritization-of-dx-testing.pdf

10) Rhee C, Baker M, Vaidya V, et al. Incidence of Nosocomial COVID-19 in Patients Hospitalized at a Large US Academic Medical Center. JAMA Netw Open. 2020; 3: e2020498. PMID: 32902653

11) 新型コロナウイルス感染症（COVID-19）診療の手引き 第6.2版「一類感染症等の患者発生時に備えた臨床的対応に関する研究」（厚生労働行政推進調査事業費補助金 新興・再興感染症及び予防接種政策推進研究事業）.
https://www.mhlw.go.jp/content/000888565.pdf（2022年1月15日閲覧）

12) 新型コロナウイルス感染症（COVID-19）病原体検査の指針 第4.1版.
https://www.mhlw.go.jp/content/000841541.pdf

13) Salazar-Austin N, Cohn S, Lala S, et al. Isoniazid preventive therapy and pregnancy outcomes in women living with human immunodeficiency virus in the Tshepiso cohort. Clin Infect Dis. 2020; 71: 1419-26. PMID: 31631221

14) Richardson S, Hirsch JS, Narasimhan M, et al. Presenting characteristics, comorbidities, and outcomes among 5700 patients hospitalized with COVID-19 in the New York City Area. JAMA. 2020; 323: 2052-9. PMID: 32320003

15) Kennedy AJ, Hilmes MK, Waddell L, et al. Retesting for severe acute respiratory coronavirus virus 2 (SARS-CoV-2): Patterns of testing from a large US healthcare system. Infect Control Hosp Epidemiol. 2021; 42: 1023-5. PMID: 32772941

16) Pan F, Ye T, Sun P, et al. Time course of lung changes at chest CT during recovery from coronavirus disease 2019 (COVID-19). Radiology. 2020; 295: 715-21. PMID: 32053470

17) Uchida S, Uno S, Uwamino Y, et al; Keio Donner Project Team. CT screening for

JCOPY 498-02140

COVID-19 in asymptomatic patients before hospital admission. J Infect Chemother. 2021; 27: 232-6. PMID: 33172767

18）Gattinoni L, Chiumello D, Rossi S. COVID-19 pneumonia: ARDS or not? Crit Care. 2020; 24: 154. PMID: 32299472

19）岩田健太郎. 丁寧に考える新型コロナ. 東京: 光文社; 2020.

20）Li Q, Guan X, Wu P, et al. Early transmission dynamics in Wuhan, China, of novel coronavirus-infected pneumonia. N Engl J Med. 2020; 382: 1199-207. PMID: 31995857

21）US CDC. Underlying Medical Conditions Associated with Higher Risk for Severe COVID-19: Information for Healthcare Providers. Oct 14 2021. https://www.cdc.gov/coronavirus/2019-ncov/hcp/clinical-care/underlyingconditions.html（2022 年 2 月 7 日閲覧）

22）Terada M, Ohtsu H, Saito S, et al. Risk factors for severity on admission and the disease progression during hospitalisation in a large cohort of patients with COVID-19 in Japan. BMJ Open. 2021; 11: e047007. PMID: 34130961

23）NIH COVID-19 Treatment Guidelines. Therapeutic Management of Hospitalized Adults With COVID-19（16 Dec 2021 最終更新）https://www.covid19treatmentguidelines.nih.gov/management/clinical-management/hospitalized-adults--therapeutic-management/

24）Cevik M, Kuppalli K, Kindrachuk J, et al. Virology, transmission, and pathogenesis of SARS-CoV-2. BMJ. 2020; 371: m3862. PMID: 33097561

25）Weinreich DM, Sivapalasingam S, Norton T, et al. REGEN-COV antibody combination and outcomes in outpatients with Covid-19. N Engl J Med. 2021; 385: e81. PMID: 34587383

26）Gupta A, Gonzalez-Rojas Y, Juarez E, et al. Early treatment for Covid-19 with SARS-CoV-2 neutralizing antibody sotrovimab. N Engl J Med. 2021; 385: 1941-50. PMID: 34706189

27）Wilhelm A, Marek Widera M, Grikscheit K, et al. Reduced neutralization of SARS-CoV-2 omicron variant by vaccine sera and monoclonal antibodies. medRxiv preprint doi: https://doi.org/10.1101/2021.12.07.21267432; this version posted December 8, 2021

28）Weinreich DM, Sivapalasingam S, Norton T, et al. REGN-COV2, a neutralizing antibody cocktail, in outpatients with Covid-19. N Engl J Med. 2021; 384: 238-51. PMID: 33332778

29）FDA Emergency Use Authorization. FACT SHEET FOR HEALTH CARE PROVIDERS EMERGENCY USE AUTHORIZATION（EUA）OF REGEN-COV ®（casirivimab and imdevimab）. https://www.fda.gov/media/145611/download

30）FDA Emergency Use Authorization. FACT SHEET FOR HEALTHCARE PROVIDERS EMERGENCY USE AUTHORIZATION（EUA）OF SOTROVIMAB. https://www.fda.gov/media/149534/download

31）Bierle DM, Ganesh R, Tulledge-Scheitel S, et al. Monoclonal antibody treatment of breakthrough COVID-19 in fully vaccinated individuals with high-risk comorbidities. J Infect Dis. 2022; 225: 598-602. PMID: 34791298

32）Jayk Bernal A, Gomes da Silva MM, Musungaie DB, et al. Molnupiravir for oral treatment of Covid-19 in nonhospitalized patients. N Engl J Med. 2022; 386: 509-20. PMID: 34914868

33) https://www.pfizer.com/news/press-release/press-release-detail/pfizers-novel-covid-19-oral-antiviral-treatment-candidate（Accessed on November 05, 2021）.

34) Aleissa MM, Silverman EA, Paredes Acosta LM, et al. New perspectives on antimicrobial agents: remdesivir treatment for COVID-19. Antimicrob Agents Chemother. 2020; 65: e01814-20. PMID: 33139290

35) Beigel JH, Tomashek KM, Dodd LE, et al. Remdesivir for the treatment of Covid-19 - final report. N Engl J Med. 2020; 383: 1813-26. PMID: 32445440

36) Wang Y, Zhang D, Du G, et al. Remdesivir in adults with severe COVID-19: a randomised, double-blind, placebo-controlled, multicentre trial. Lancet. 2020; 395: 1569-78. PMID: 32423584

37) Spinner CD, Gottlieb RL, Criner GJ, et al. Effect of remdesivir vs standard care on clinical status at 11 days in patients with moderate COVID-19: a randomized clinical trial. JAMA. 2020; 324: 1048-57. PMID: 32821939

38) WHO Solidarity Trial Consortium, Pan H, Peto R, et al. Repurposed antiviral drugs for Covid-19 - interim WHO solidarity trial results. N Engl J Med. 2021; 384: 497-511. PMID: 33264556

39) Ader F, Bouscambert-Duchamp M, Hites M, et al. Remdesivir plus standard of care versus standard of care alone for the treatment of patients admitted to hospital with COVID-19（DisCoVeRy）: a phase 3, randomised, controlled, open-label trial. Lancet Infect Dis. 2022; 22: 209-21. PMID: 34534511

40) Touafchia A, Bagheri H, Carrié D, et al. Serious bradycardia and remdesivir for coronavirus 2019（COVID-19）: a new safety concerns. Clin Microbiol Infect. 2021; 27: 791. e5-791.e8. PMID: 33647441

41) Kalil AC, Patterson TF, Mehta AK, et al. Baricitinib plus remdesivir for hospitalized adults with Covid-19. N Engl J Med. 2021; 384: 795-807. PMID: 33306283

42) Dunay MA, McClain SL, Holloway RL, et al. Pre-hospital administration of remdesivir during a SARS-CoV-2 outbreak in a skilled nursing facility. Clin Infect Dis. 2021 Aug 19; ciab715. PMID: 34410348

43) Gottlieb RL, Vaca CE, Paredes R, et al. Early remdesivir to prevent progression to severe Covid-19 in outpatients. N Engl J Med. 2022; 386: 305-15. PMID: 34937145

44) Bhimraj A, Morgan RL, Shumaker AH, et al. Infectious diseases society of America guidelines on the treatment and management of patients with COVID-19. Clin Infect Dis. 2020 Apr 27; ciaa478. PMID: 32338708 https://www.idsociety.org/globalassets/idsa/practice-guidelines/covid-19/treatment/idsa-covid-19-gl-tx-and-mgmt-v6.0.1.pdf

45) RECOVERY Collaborative Group, Horby P, Lim WS, et al. Dexamethasone in hospitalized patients with Covid-19. N Engl J Med. 2021; 384: 693-704. PMID: 32678530

46) Shionoya Y, Taniguchi T, Kasai H, et al. Possibility of deterioration of respiratory status when steroids precede antiviral drugs in patients with COVID-19 pneumonia: a retrospective study. PLoS One. 2021; 16: e0256977. PMID: 34473766

47) Ranjbar K, Moghadami M, Mirahmadizadeh A, et al. Methylprednisolone or dexa-

methasone, which one is superior corticosteroid in the treatment of hospitalized COVID-19 patients: a triple-blinded randomized controlled trial. BMC Infect Dis. 2021; 21: 337. PMID: 33838657

48) COVID STEROID 2 Trial Group, Munch MW, Myatra SN, et al. Effect of 12 mg vs 6 mg of dexamethasone on the number of days alive without life support in adults with COVID-19 and severe hypoxemia: the COVID STEROID 2 randomized trial. JAMA. 2021; 326: 1807-17. PMID: 34673895

49) Dunay MA, McClain SL, Holloway RL, et al. Pre-hospital administration of remdesivir during a SARS-CoV-2 outbreak in a skilled nursing facility. Clin Infect Dis. 2021 Aug 19; ciab715. PMID: 34410348

50) Annane D, Pastores SM, Arlt W, et al. Critical illness-related corticosteroid insufficiency (CIRCI): a narrative review from a multispecialty task force of the Society of Critical Care Medicine (SCCM) and the European Society of Intensive Care Medicine (ESICM). Intensive Care Med. 2017; 43: 1781-92. PMID: 28940017

51) Stockman LJ, Bellamy R, Garner P. SARS: systematic review of treatment effects. PLoS Med. 2006; 3: e343. PMID: 16968120

52) Arabi YM, Mandourah Y, Al-Hameed F, et al. Corticosteroid therapy for critically ill patients with middle east respiratory syndrome. Am J Respir Crit Care Med. 2018; 197: 757-67. PMID: 29161116

53) Mammen MJ, Aryal K, Alhazzani W, Alexander PE. Corticosteroids for patients with acute respiratory distress syndrome: a systematic review and meta-analysis of randomized trials. Pol Arch Intern Med. 2020; 130: 276-86. PMID: 32186831

54) 日本集中治療学会・日本救急医学会. 日本版敗血症診療ガイドライン 2020 (J-SSCG2020) 特別編 COVID-19 薬物療法に関する Rapid/Living recommendations 第 4.1 版. https://www.jsicm.org/news/J-SSCG2020_COVID19.html

55) Marconi VC, Ramanan AV, de Bono S, et al. Efficacy and safety of baricitinib for the treatment of hospitalised adults with COVID-19 (COV-BARRIER): a randomised, double-blind, parallel-group, placebo-controlled phase 3 trial. Lancet Respir Med. 2021; 9: 1407-18. PMID: 34480861

56) REMAP-CAP Investigators, Gordon AC, Mouncey PR, et al. Interleukin-6 receptor antagonists in critically ill patients with Covid-19. N Engl J Med. 2021; 384: 1491-502. PMID: 33631065

57) RECOVERY Collaborative Group. Tocilizumab in patients admitted to hospital with COVID-19 (RECOVERY): a randomised, controlled, open-label, platform trial. Lancet. 2021; 397: 1637-45. PMID: 33933206

58) Salvarani C, Dolci G, Massari M, et al. Effect of tocilizumab vs standard care on clinical worsening in patients hospitalized with COVID-19 pneumonia: a randomized clinical trial. JAMA Intern Med. 2021; 181: 24-31. PMID: 33080005

59) Hermine O, Mariette X, Tharaux PL, et al. Effect of tocilizumab vs usual care in adults hospitalized with COVID-19 and moderate or severe pneumonia: a randomized clinical trial. JAMA Intern Med. 2021; 181: 32-40. PMID: 33080017

60) Stone JH, Frigault MJ, Serling-Boyd NJ, et al. Efficacy of tocilizumab in patients hospitalized with Covid-19. N Engl J Med. 2020; 383: 2333-44. PMID: 33085857

61) Rosas IO, Bräu N, Waters M, et al. Tocilizumab in hospitalized patients with severe Covid-19 pneumonia. N Engl J Med. 2021; 384: 1503-16. PMID: 33631066
62) Salama C, Han J, Yau L, et al. Tocilizumab in patients hospitalized with Covid-19 pneumonia. N Engl J Med. 2021; 384: 20-30. PMID: 33332779
63) Veiga VC, Prats JAGG, Farias DLC, et al. Effect of tocilizumab on clinical outcomes at 15 days in patients with severe or critical coronavirus disease 2019: randomised controlled trial. BMJ. 2021; 372: n84. PMID: 33472855
64) NIH Treatment Guidelines. https://www.covid19treatmentguidelines.nih.gov/ therapies/immunomodulators/interleukin-6-inhibitors/
65) Ivashchenko AA, Dmitriev KA, Vostokova NV, et al. AVIFAVIR for treatment of patients with moderate coronavirus disease 2019 (COVID-19): interim results of a phase II/III multicenter randomized clinical trial. Clin Infect Dis. 2021; 73: 531-4. PMID: 32770240
66) Hassanipour S, Arab-Zozani M, Amani B, et al. The efficacy and safety of favipiravir in treatment of COVID-19: a systematic review and meta-analysis of clinical trials. Sci Rep. 2021; 11: 11022. PMID: 34040117
67) Doi Y, Hibino M, Hase R, et al. A prospective, randomized, open-label trial of early versus late favipiravir therapy in hospitalized patients with COVID-19. Antimicrob Agents Chemother. 2020; 64: e01897-20. PMID: 32958718
68) Manabe T, Kambayashi D, Akatsu H, et al. Favipiravir for the treatment of patients with COVID-19: a systematic review and meta-analysis. BMC Infect Dis. 2021; 21: 489. PMID: 34044777
69) López-Medina E, López P, Hurtado IC, et al. Effect of ivermectin on time to resolution of symptoms among adults with mild COVID-19: a randomized clinical trial. JAMA. 2021; 325: 1426-35. PMID: 33662102
70) Roman YM, Burela PA, Pasupuleti V, et al. Ivermectin for the treatment of COVID-19: a systematic review and meta-analysis of randomized controlled trials. Clin Infect Dis. 2021 Jun 28; ciab591. PMID: 34181716
71) Popp M, Stegemann M, Metzendorf MI, et al. Ivermectin for preventing and treating COVID-19. Cochrane Database Syst Rev. 2021; 7: CD015017. PMID: 34318930
72) Bryant A, Lawrie TA, Dowswell T, et al. Ivermectin for prevention and treatment of COVID-19 infection: a systematic review, meta-analysis, and trial sequential analysis to inform clinical guidelines. Am J Ther. 2021; 28: e434-e460. PMID: 34145166
73) NIH Treatment Guidelines- Ivermectin. https://www.covid19treatmentguidelines.nih. gov/therapies/antiviral-therapy/ivermectin/
74) Wu X, Cai Y, Huang X, et al. Co-infection with SARS-CoV-2 and influenza a virus in patient with pneumonia, China. Emerg Infect Dis. 2020; 26: 1324-6. PMID: 32160148
75) Zhou F, Yu T, Du R, et al. Clinical course and risk factors for mortality of adult inpatients with COVID-19 in Wuhan, China: a retrospective cohort study. Lancet. 2020; 395: 1054-62. PMID: 32171076
76) Sepulveda J, Westblade LF, Whittier S, et al. Bacteremia and blood culture utilization during COVID-19 surge in New York City. J Clin Microbiol. 2020; 58: e00875-20. PMID: 32404482

JCOPY 498-02140

77) Rawson TM, Moore LSP, Zhu N, et al. Bacterial and fungal coinfection in individuals with coronavirus: a rapid review to support COVID-19 antimicrobial prescribing. Clin Infect Dis. 2020; 71: 2459-68. PMID: 32358954

78) Armstrong-James D, Youngs J, Bicanic T, et al. Confronting and mitigating the risk of COVID-19 associated pulmonary aspergillosis. Eur Respir J. 2020; 56: 2002554. PMID: 32703771

79) López Zúñiga MÁ, Moreno-Moral A, Ocaña-Granados A, et al. High-dose corticosteroid pulse therapy increases the survival rate in COVID-19 patients at risk of hyper-inflammatory response. PLoS One. 2021; 16: e0243964. PMID: 33507958

80) Yu LM, Bafadhel M, Dorward J, et al. Inhaled budesonide for COVID-19 in people at high risk of complications in the community in the UK (PRINCIPLE): a randomised, controlled, open-label, adaptive platform trial. Lancet. 2021; 398: 843-55. PMID: 34388395

# 索引

**著者略歴**

岡 秀昭 （Hideaki Oka）

**現職**
埼玉医科大学総合医療センター病院長補佐
　　同　　　　　総合診療内科・感染症科教授

**略歴**
日本大学医学部　2000 年卒業
血液内科，呼吸器内科などの診療経験を通して，感染症診療教育の重要性を認識.
神戸大学病院感染症内科，荏原病院感染症科，東京高輪病院感染症内科などを経て
2017 年埼玉医科大学総合医療センター総合診療内科・感染症科 診療部長・准教授に着任.
2021 年より現職.

Dr. 岡の感染症ディスカバリーレクチャー
新型コロナウイルス COVID-19 特講 2022　　Ⓒ

| 発　行 | 2022 年 3 月 30 日　1 版 1 刷 | |
|---|---|---|
| 著　者 | 岡　　秀　昭 | |
| 発行者 | 株式会社 | 中外医学社 |
| | 代表取締役 | 青　木　　滋 |
| | 〒 162-0805 | 東京都新宿区矢来町 62 |
| | 電　話 | (03) 3268-2701 （代） |
| | 振替口座 | 00190-1-98814 番 |

印刷・製本/横山印刷㈱　　　　　　　　　　〈SK・HO〉
ISBN978-4-498-02140-2　　　　　　　Printed in Japan

JCOPY　＜（社）出版者著作権管理機構 委託出版物＞

本書の無断複製は著作権法上での例外を除き禁じられています.
複製される場合は，そのつど事前に，（社）出版者著作権管理機構
（電話 03-5244-5088, FAX 03-5244-5089, e-mail: info@jcopy.
or.jp）の許諾を得てください.